直颈尚未来：

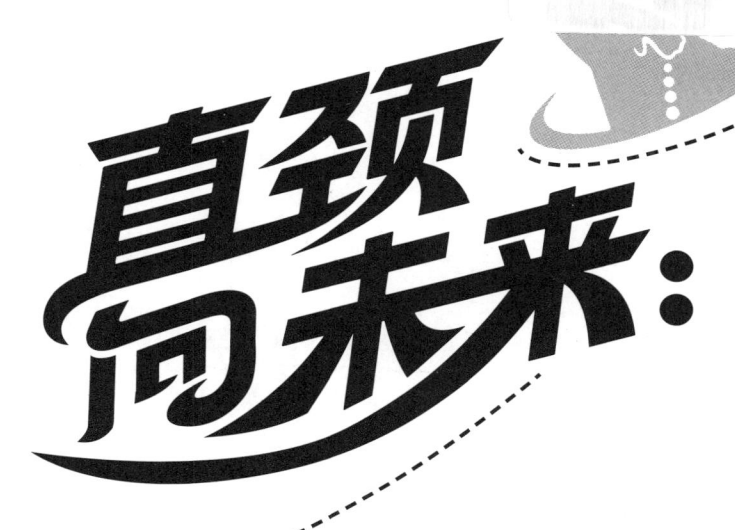

青少年特发性脊柱侧弯康复之路

熊凯旋 陈 鹏 ◎ 主编

云南科技出版社

·昆明·

图书在版编目（CIP）数据

直颈向未来：青少年特发性脊柱侧弯康复之路 / 熊凯旋，陈鹏主编. -- 昆明：云南科技出版社，2025.5.
ISBN 978-7-5587-6341-0

Ⅰ．R682.109

中国国家版本馆 CIP 数据核字第 2025CQ4866 号

直颈向未来：青少年特发性脊柱侧弯康复之路
ZHIJING XIANG WEILAI：QING-SHAONIAN TEFAXING JIZHU CEWAN KANGFU ZHI LU

熊凯旋　陈　鹏　主编

出 版 人：温　翔
责任编辑：叶佳林
封面设计：长策文化
责任校对：孙玮贤
责任印制：蒋丽芬

书　　号：ISBN 978-7-5587-6341-0
印　　刷：昆明瑆煋印务有限公司
开　　本：889mm×1194mm　1/32
印　　张：6.375
字　　数：143 千字
版　　次：2025 年 5 月第 1 版
印　　次：2025 年 5 月第 1 次印刷
定　　价：46.00 元

出版发行：云南科技出版社
地　　址：昆明市环城西路 609 号
电　　话：0871-64192752

版权所有　侵权必究

编委会

主　　编：熊凯旋　陈　鹏
副 主 编：戴小丽　张奇佳　陈拂晓
　　　　　顾　强　谢韵琦　黄佳俊
学术秘书：陈斯楠（兼）

编　委（以姓氏笔画为序）：

马明珠　上海市松江区洞泾镇社区卫生服务中心
王文鹏　河南省南阳市第二人民医院
刘凯利　上海市第五康复医院
刘佳恒　广东省第二中医院（广东省中医药工程技术研究院）
吴靖雯　上海市松江区洞泾镇社区卫生服务中心
张　怡　上海交通大学医学院附属松江医院
张雨航　复旦大学附属浦东医院
张奇佳　上海市松江区叶榭镇社区卫生服务中心
陈　鹏　上海交通大学医学院附属松江医院
陈拂晓　上海市松江区洞泾镇社区卫生服务中心
陈斯楠　上海交通大学医学院附属松江医院
姚宇华　复旦大学附属中山医院老年医学中心
顾　强　上海市松江区中山街道社区卫生服务中心
倪嘉栋　上海市阳光康复中心
黄佳俊　上海市松江区车墩镇社区卫生服务中心
谢韵琦　上海市松江区广富林街道社区卫生服务中心
熊凯旋　上海交通大学医学院附属松江医院
戴小丽　上海交通大学医学院附属松江医院

前　言

青少年特发性脊柱侧弯是一种常见的脊柱畸形，会严重影响青少年患者的身心健康及生活质量。脊柱侧弯的早期筛查，早发现、早治疗，可以避免疾病发展恶化从而造成神经及肺等器官压迫，甚至影响运动、心肺功能及青少年心理健康。本书出版的目的就是让相关患者能早期发现该疾病并及时采取预防和治疗措施，从而减轻或避免脊柱侧弯所带来的不良后果。

本书共有8章，内容涵盖了脊柱侧弯的生理和病理基础以及对人体的危害，包括脊柱侧弯的诊断与康复评定，脊柱侧弯的支具选择、物理治疗、手术治疗、心理治疗以及并发症治疗方法等，同时引用典型案例来阐述不同类型脊柱侧弯的治疗经验。此外，本书还收集了脊柱侧弯基础和临床治疗方面最近15年的新理论与新技术，用于指导脊柱侧弯早期筛查、预防、矫正训练、呼吸训练、运动训练、姿势管理、支具应用、手术治疗、心理辅导等康复手段，并配有相应的图文说明。

《直颈向未来：青少年特发性脊柱侧弯康复之路》撰写团队长期致力于康复医学工作，特别在儿童和青少年脊柱侧弯的筛查、康复诊疗方面，已积累了很多经验。本书不仅涵盖脊柱侧弯的流行性病学、基础医学知识，还详细介绍了脊柱侧弯的预防策略、诊断方法、非手术治疗以及手术治疗等方面内容，旨在为医疗专业人员、患者及其家庭提供一本防

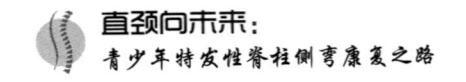

治脊柱侧弯的较全面的专业参考书籍。

  本书语言通俗易懂，文字简明扼要，图文并茂，实用性强，适合广大康复医学科医生、脊柱外科医生、物理治疗师以及对脊柱健康感兴趣的读者。无论您是患者或家属，还是医疗专业人员，我们都希望本书能够为您提供正确的康复治疗指导。在阅读本书的过程中，如果有任何疑问或需要进一步讨论的问题，可以随时与我们沟通与交流，期待您的宝贵意见。

编者

目录

1 引 言 \\ 1

1.1 青少年特发性脊柱侧弯的研究背景和现状 ········ 3
  1.1.1 背　景 ············· 3
  1.1.2 现　状 ············· 7
1.2 康复治疗在青少年特发性脊柱侧弯治疗中的重要性
·· 10
  1.2.1 阻止畸形进展 ········· 10
  1.2.2 改善身体功能 ········· 11
  1.2.3 提高生活质量 ········· 11
  1.2.4 辅助手术治疗 ········· 12
  1.2.5 长期效果 ············ 12

2 青少年特发性脊柱侧弯的基本概念 \\ 14

2.1 脊柱侧弯的定义 ····················· 14
2.2 青少年特发性脊柱侧弯的病因 ············ 18
  2.2.1 遗传因素 ············ 18
  2.2.2 激素影响 ············ 19
  2.2.3 结缔组织发育异常 ······· 19
  2.2.4 神经—平衡系统功能障碍 ···· 19
  2.2.5 神经内分泌系统异常 ······ 19
  2.2.6 其他因素 ············ 19
  2.2.7 生活方式和行为习惯 ······ 20

         2.2.8 关于青少年特发性脊柱侧弯的最新研究
                 ·· 20
    2.3 青少年特发性脊柱侧弯的分类 ······················ 21
         2.3.1 侧弯类型 ·· 21
         2.3.2 胸椎侧弯 ·· 22
         2.3.3 腰椎侧弯 ·· 22
         2.3.4 胸椎后凸修饰 ·· 22
         2.3.5 腰椎修饰 ·· 22
    2.4 青少年特发性脊柱侧弯的影响及应对措施 ······ 23
         2.4.1 对身体健康的影响 ································ 23
         2.4.2 对心理健康的影响 ································ 24
         2.4.3 对生活质量的影响 ································ 24
         2.4.4 应对措施 ·· 25

3 青少年特发性脊柱侧弯的诊断与评估 \\ 27

    3.1 诊断方法 ·· 27
         3.1.1 病史询问——全面了解患者情况 ······ 27
         3.1.2 体格检查——观察与评估脊柱形态 ··· 28
         3.1.3 影像学检查——精准评估脊柱状态 ··· 30
    3.2 评估指标和工具 ·· 36
         3.2.1 评估指标 ·· 36
         3.2.2 评估工具 ·· 37
    3.3 早期发现与诊断的重要性 ···························· 38
         3.3.1 筛查的必要性 ·· 39
         3.3.2 筛查方法与效果 ···································· 39
         3.3.3 早期诊断的重要性 ································ 40

4 青少年特发性脊柱侧弯的康复治疗方法 \\ 41

4.1 特定运动疗法 …………………………… 42
4.1.1 基本介绍 …………………………… 42
4.1.2 作用原理 …………………………… 43
4.1.3 临床应用 …………………………… 43
4.1.4 具体实施 …………………………… 43
4.1.5 主要内容 …………………………… 44
4.1.6 运动步骤 …………………………… 55
4.1.7 治疗效果 …………………………… 56
4.1.8 疗法小结 …………………………… 59

4.2 支具治疗 …………………………………… 61
4.2.1 支具治疗原理 ……………………… 61
4.2.2 支具治疗的适应证和并发症 ……… 62
4.2.3 支具分类 …………………………… 63
4.2.4 支具治疗效果 ……………………… 66
4.2.5 影响支具治疗效果的因素 ………… 66
4.2.6 总结与展望 ………………………… 69

4.3 手术治疗 …………………………………… 69
4.3.1 手术治疗概念及适应证 …………… 69
4.3.2 后路术式 …………………………… 70
4.3.3 前路术式 …………………………… 72
4.3.4 微创手术 …………………………… 72

5 青少年特发性脊柱侧弯康复治疗的效果评估 \\ 74

5.1 康复治疗的效果和评价指标 …………… 74
5.1.1 患者康复治疗前后 Cobb 角变化比较 74
5.1.2 躯干旋转角变化比较 ……………… 75

　　　　5.1.3　脊柱矢状位轴向垂直距离变化比较⋯ 76
　　　　5.1.4　疼痛评分视觉模拟评分法变化比较⋯ 78
　　　　5.1.5　脊柱关节活动度变化比较⋯⋯⋯⋯⋯ 80
　　　　5.1.6　腰腹部核心肌群肌力变化比较⋯⋯⋯ 81
　　　　5.1.7　脊柱侧弯研究会-22项问卷（SRS-22）
　　　　生活量表评分变化比较⋯⋯⋯⋯⋯⋯⋯⋯⋯ 83
　　5.2　康复治疗案例分析⋯⋯⋯⋯⋯⋯⋯⋯⋯⋯ 85
　　　　5.2.1　案例一⋯⋯⋯⋯⋯⋯⋯⋯⋯⋯⋯⋯⋯ 85
　　　　5.2.2　案例二⋯⋯⋯⋯⋯⋯⋯⋯⋯⋯⋯⋯⋯ 86
　　5.3　康复治疗中的挑战和限制⋯⋯⋯⋯⋯⋯⋯ 88
　　　　5.3.1　面临的挑战⋯⋯⋯⋯⋯⋯⋯⋯⋯⋯⋯ 88
　　　　5.3.2　存在的限制⋯⋯⋯⋯⋯⋯⋯⋯⋯⋯⋯ 91

6　青少年特发性脊柱侧弯康复治疗的发展趋势 \\ 95

　　6.1　创新科技在康复治疗中的应用⋯⋯⋯⋯⋯ 95
　　　　6.1.1　筛查技术创新⋯⋯⋯⋯⋯⋯⋯⋯⋯⋯ 96
　　　　6.1.2　康复治疗技术创新⋯⋯⋯⋯⋯⋯⋯⋯ 104
　　　　6.1.3　远程智能监测评估⋯⋯⋯⋯⋯⋯⋯⋯ 108
　　6.2　康复治疗与心理支持的结合⋯⋯⋯⋯⋯⋯ 108
　　　　6.2.1　心理健康问题⋯⋯⋯⋯⋯⋯⋯⋯⋯⋯ 108
　　　　6.2.2　心理支持⋯⋯⋯⋯⋯⋯⋯⋯⋯⋯⋯⋯ 109
　　　　6.2.3　康复治疗与心理支持的结合⋯⋯⋯⋯ 110
　　6.3　个性化治疗方案的制订⋯⋯⋯⋯⋯⋯⋯⋯ 115
　　　　6.3.1　个性化治疗方案介绍⋯⋯⋯⋯⋯⋯⋯ 115
　　　　6.3.2　个性化治疗方案的制订⋯⋯⋯⋯⋯⋯ 120

7 家庭支持和患者自我管理在康复中的作用 \\ 126

7.1 家庭支持的重要性 ················· 126
    7.1.1 情感支持 ·················· 126
    7.1.2 疾病信息支持 ··············· 127
    7.1.3 生活质量支持 ··············· 129
    7.1.4 沟通支持 ·················· 130

7.2 患者自我管理的方法和技巧 ········· 132
    7.2.1 教育相关因素的自我管理 ········ 132
    7.2.2 心理干预的自我参与 ··········· 133
    7.2.3 营养物质的自我管理 ··········· 135
    7.2.4 自我肌筋膜放松技术 ··········· 136
    7.2.5 矫形支具使用的自我管理 ········ 137
    7.2.6 运动训练的参与 ··············· 138

7.3 社会资源和支持利用 ················ 145
    7.3.1 政府支持和投入 ··············· 145
    7.3.2 公众教育意识提升 ············· 147
    7.3.3 医疗资源配置 ················ 148
    7.3.4 社会支持体系 ················ 151
    7.3.5 在线信息和支持资源 ··········· 155
    7.3.6 传统医学与综合治疗 ··········· 157

8 结语与展望 \\ 160

8.1 青少年特发性脊柱侧弯康复治疗的意义 ········ 160
    8.1.1 研究背景 ·················· 160
    8.1.2 青少年特发性脊柱侧弯的危害 ······· 162
    8.1.3 康复治疗对青少年特发性脊柱侧弯的治疗效果 ················ 164

8.1.4 对青少年特发性脊柱侧弯进行康复治疗
　　　　　的优势 …………………………………… 170
　8.2 对患者的建议与呼吁 ………………………… 172
　　　8.2.1 对患者的建议 ………………………… 172
　　　8.2.2 对社会的呼吁 ………………………… 173
　8.3 面临的挑战和未来发展方向 ………………… 175
　　　8.3.1 面临的挑战 …………………………… 175
　　　8.3.2 未来发展方向 ………………………… 177
　　　8.3.3 结　语 ………………………………… 179

参考文献 \\ 180

1 引 言

脊柱侧弯又称脊柱侧凸，主要特征为脊柱在冠状面的侧向弯曲或在矢状面的后凸，以及伴随的椎体旋转现象。脊椎侧弯分两大类：功能性脊椎侧弯与结构性脊椎侧弯。功能性脊柱侧弯又称非结构性脊柱侧弯，主要是指脊椎弯曲的曲度临时改变，也就是后天发生的状况，例如，椎间盘突出、骨盆歪斜、身体两侧肌肉不平衡，或外力造成脊椎体偏移等。这种类型的脊椎侧弯角度不大，一般通过运动治疗、徒手治疗或运动训练都可以得到改善。结构性脊椎侧弯又分三种成因：①骨骼的原因：当有一个椎体发育不完全，堆叠在上的脊椎骨就会跟着歪斜，而在下的脊椎骨会因代偿机制朝另一方向歪斜。②神经性原因：如脑性麻痹、帕金森病、小儿麻痹症、瑞克氏运动失调症、脊髓损伤与肿瘤等。③肌肉的原因：肌肉异常也会造成脊柱侧弯产生如肌肉萎缩、肌强直或低肌张力等。

青少年特发性脊柱侧弯（Adolescent Idiopathic Scoliosis，AIS）是一种在青少年时期常见的脊柱畸形。脊柱侧弯是脊柱的非正常弯曲。正常的脊柱在肩部有向后的弯曲，而在腰部有向前的弯曲。典型的脊柱侧弯包括三维的脊柱和肋骨畸形。根据度数的变化，脊柱从侧面弯曲，有时椎骨有轻微旋转，导致髋部或肩部出现不平衡。根据国内外广泛的研究数据，青少年特发性脊柱侧弯的发病率逐年攀升，

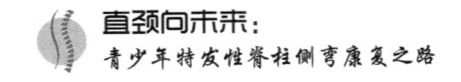

全球范围内该病的发病率在1.5%~3%。继近视眼、肥胖之后，它已成为影响中国儿童及青少年身体健康的第三大疾病。AIS占整个脊柱侧弯病例的70%~80%，尤其在11~18岁的青少年中发病率较高，是青少年脊柱侧弯中最常见的类型。AIS在青少年中的发病率为2%~3%。随着人们健康意识的提高和医疗卫生事业的发展，AIS检出率也在逐渐提高。有数据显示，国内某些地区青少年脊柱侧弯的发病率甚至达到5.14%，其中特定年龄段（如14~15岁女童）的发病率更高。AIS在女性中的发病率明显高于男性，女性与男性的比例为1.5∶1到3∶1，且这一比例随着年龄的增长而增加。女性患者在临床表现上通常比男性更为严重。该疾病不仅影响青少年的外观，更严重的是，会对他们的身心健康造成深远影响，如导致身材矮小、自信心受损、心肺功能降低，甚至可能影响脊髓功能，降低生活质量，甚至危及生命。鉴于青少年正处于生长发育的关键时期，脊柱侧弯有可能持续恶化，导致患者长期遭受腰背疼痛的困扰，甚至影响心肺功能和神经系统。早期诊断对于控制AIS的进展至关重要，通常通过体格检查、前屈试验、X线平片检查等方法进行诊断。若未能在早期发现、及时诊断并采取有效的干预措施，将对患者的日常生活、学习和心理状态产生负面影响，给家庭带来负担。当脊柱侧弯达到一定程度时，患者甚至需考虑进行矫形手术治疗。先前的研究表明，如推拿整脊疗法、牵引、脊柱矫正操、物理疗法、体育锻炼和佩戴矫形器件等方法可以有效预防和延缓脊柱侧弯的进展。

《"健康中国2030"规划纲要》强调了促进健康、预防疾病的重要性，并提出将"以治病为中心"的观念转变为"以人民健康为中心"，重视"治未病"。然而，目前针对青少年特发性脊柱侧弯尚缺乏具有临床指导意义的专著。因此，本书旨在为青少年特发性脊柱侧弯及其高危人群提供指导，结合康复治疗理念，发挥康复治疗与传统康复相结合的优势，制订科学规范化的医学实践方案，以引导从事青少年脊柱健康管理人员重视该病的早期预防，正确合理地应用康复治疗方法进行治疗，具有重要的现实指导意义。本书的出版，对于提升全国青少年脊柱健康水平、减轻家庭及社会负担具有重大意义。

1.1 青少年特发性脊柱侧弯的研究背景和现状

1.1.1 背 景

青少年特发性脊柱侧弯，是指青少年在生长发育过程中出现的一种脊柱三维畸形。你可以把它想象成脊柱在成长过程中的一次小小的"偏离轨道"。想象一下，脊柱就像是一棵小树，它在孩子的身体里茁壮成长。大多数时候，这棵小树会笔直地生长；但有时候，可能是因为生长速度不均匀，或是受到了一些人们现在还不太清楚的神秘力量的影响，它开始向一边倾斜，甚至可能扭个圈。这就像是小树在成长的过程中，被风吹弯了腰。这种倾斜和扭曲，就是我们常说的脊柱侧弯。它可能会让身体的一些地方看起来不太协调，比如一个肩膀比另一

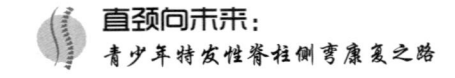

个高,或者两边的腰部不太一样(见图1-1)。

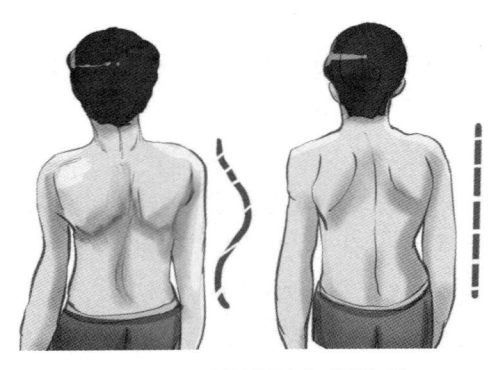

图1-1 脊柱侧弯背后观

根据发病年龄的不同,特发性脊柱侧弯可以分为几种类型。首先是婴儿型,这种类型的脊柱侧弯发生在0~3岁。其次是少儿型,这种类型的脊柱侧弯发生在4~10岁。再次是青少年型,这种类型的脊柱侧弯发生在11~18岁。最后是成人型,这种类型的脊柱侧弯发生在18岁以后。在这些类型中,青少年型特发性脊柱侧弯是最常见的,通常在青春期被发现,因为这个时期的身体生长速度较快,脊柱畸形的发展也相对较快。所以,如果你注意到孩子的背部看起来有点不一样,或者他们的衣服穿在身上不太对称,那可能就是脊柱在成长过程中发生了侧弯,这时需要我们关注一下。

但是,家长们,请不要担心。我们有很多方法可以帮助脊柱回到它应该在的位置。就像园丁会帮助小树矫正生长方向一样,我们可以通过观察、穿戴特制的支具,或者在某些情况下通过手术来帮助脊柱矫正。这些方法就像是给小树加

1 引言

上支架，帮助它长得更直。重要的是，我们要及时发现并给予适当的关注和治疗。这样，孩子们就能继续快乐、健康地成长，他们的脊柱也能像其他孩子一样，支撑他们去做各种有趣的事情，如奔跑、跳跃，甚至跳舞。而且，记住，每个孩子都是独一无二的，他们的脊柱也是。所以，我们的治疗计划也会根据每个孩子的独特情况来订制。我们会和你们一起，确保孩子们得到最好的照顾和支持。这样，无论他们的脊柱在成长过程中遇到什么样的小挑战，我们都能一起帮助他们克服。

尽管医学界尚未完全揭示青少年特发性脊柱侧弯的确切病因，但普遍认为其发病与多种因素密切相关。遗传因素被视为一个关键影响因素，因为在特定家族中，该病的发病率相对较高，这预示了遗传背景可能在疾病发生中扮演着重要角色。此外，激素水平的变化，尤其是性激素的不平衡，也被认为可能与青少年特发性脊柱侧弯的发展有密切关联。研究表明，性激素的波动可能会影响骨骼和肌肉的发育，从而在一定程度上促成脊柱侧弯的发生。另外，生活方式、行为习惯以及不良姿势也可能对青少年特发性脊柱侧弯产生影响。例如，长时间保持不正确的坐姿或站姿，以及缺乏适当的体育锻炼，都可能增加脊柱侧弯的风险。

青少年特发性脊柱侧弯初期症状往往并不明显，因此很容易被人们忽视。然而，随着病情的逐渐发展，患者可能会出现一系列外观上的畸形。这些畸形包括但不限于"高低肩"，即两侧肩膀不在同一水平线上；"剃刀背"，指的是背部脊柱区域异常凸起，形似剃刀；双侧肩胛骨不等高，导致背部看起来不对称；站立时脊柱偏离中线，使得身体重心发生偏移（见图1-2）。这些症状不仅影响患者的外观，还可能对他们的日常生活造成一定的困扰。严重的脊柱侧弯不仅会对身体造成显著的影响，还可能进一步波及心肺功能，导致一系列严重的健康问题。具体来说，脊柱的异常弯曲可能会压迫周围的器官，尤其是心脏和肺部，从而影响它们的正常功能。这种情况可能会导致呼吸困难、心悸以及其他心肺功能障碍。此外，长期的脊柱侧弯还可能引发慢性疼痛，使患者在日常生活中感到持续的不适和痛苦。更为严重的是，脊柱侧弯还可能对心理健康产生负面影响，导致出现焦虑、抑郁等心理问题。患者可能会因为身体形象的改变和持续的疼痛而感到自卑、焦虑，甚至产生社交障碍。因此，对于严重的脊柱侧弯，及时的诊断和治疗显得尤为重要，以避免其对心肺功能、慢性疼痛和心理健康造成进一步的负面影响。

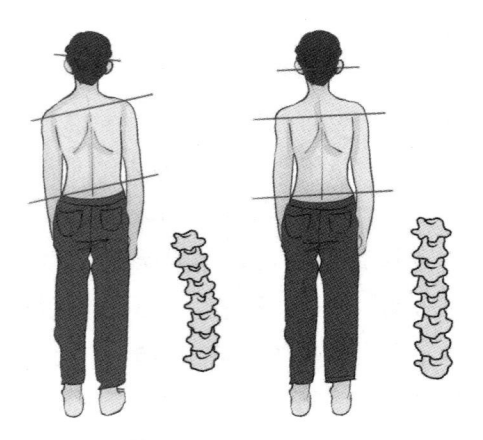

图1-2 青少年特发性脊柱侧弯引起的畸形

1.1.2 现　状
1.1.2.1　发病率与增长趋势
AIS是脊柱侧弯中最常见的一种类型，主要影响2%~3%的青少年。根据最新的统计数据，目前在我国的中小学生中，脊柱侧弯的病例数量已经超过了500万，并且这一数字仍在以每年大约30万的速度持续增长。

1.1.2.2　预防、诊断与治疗
对于脊柱侧弯可以采用下面的方法进行预防，做到"早筛查、早发现、早诊断、早治疗"。一是要日常保持正确的姿势。督促青少年养成良好的姿势并形成习惯非常重要，家长和老师在家中和学校要不断纠正孩子的不良姿势。从坐姿、站姿、睡姿到行走姿势都要注意。睡觉时，床不能太软，枕头不能过高，否则易引起脊柱形态发生改变，推荐睡硬板床加棕垫或厚度适宜的棉花垫。二是要养成良好的生活习惯。青少年书包的重量不应太重，背包尽量选用双肩包，避免一侧肩膀负重太多；另外，不要跷二郎腿。三是要科学地进行身体锻炼。纠正姿势的同时要积极参加锻炼，锻炼是预防脊柱侧弯非常重要的方式。多锻炼腰背部等核心肌群，有助于侧弯的矫正和减少颈痛及腰背痛的发生率。活动过程中，争取让身体的各个关节、肌肉都得到充分锻炼，这样有助于重塑身体的平衡。

那么，在家如何对孩子进行早期的自我筛查呢？①孩子光脚站立时，两边肩膀是否等高？②触摸孩子背部的肩胛骨，是否有一侧向后隆起？③孩子背部肩胛骨是否等高？④孩子的两侧背部是否隆起，是否对称？⑤孩子两侧腰部曲线是

否对称？通过这5步筛查，我们能够初步判断孩子是否存在脊柱侧弯或其他体态异常。此外，还有一种常见的脊柱侧弯测试，叫亚当前屈试验。受试者赤裸上身，双足并拢站立，双膝伸直，双臂自然悬垂，躯干自腰部开始向前弯曲直至背部达到水平面。检查者站在患者的背后，沿水平面观察患者的脊柱、胸廓及腰背部的异常变化。侧弯患者向前弯腰后出现剃刀背畸形，正常人群则无背部畸形。若家长发现孩子存在脊柱侧弯的情况，需要到专业机构做进一步的确诊及治疗。

随着脊柱健康筛查的普及和推广，越来越多的青少年脊柱侧弯患者得以及时发现和诊断。AIS是一种常见的脊柱畸形，其治疗方法多种多样，包括保守治疗和手术治疗两大类。保守治疗主要包括定期观察、运动治疗和支持治疗等方法。定期观察是指通过定期的医学检查，监测患者的脊柱侧弯进展情况，以便及时调整治疗方案。运动治疗是通过特定的康复训练、体操动作和普拉提等，增强脊柱周围肌肉的力量，改善脊柱的稳定性。支具治疗则是通过佩戴特制的支具，限制脊柱的异常弯曲，防止侧弯角度进一步增大。手术治疗则适用于那些侧弯角度较大、保守治疗效果不佳或有其他严重并发症的患者。手术通常包括脊柱融合术和矫正术，通过植入金属器械和进行脊柱矫正，达到改善脊柱形态和功能的目的。具体治疗方案的选择需要综合考虑患者的侧弯角度、生长发育情况、骨骼成熟度以及患者的个人意愿等因素。医生会根据患者的具体情况，制订个性化的治疗计划，以期达到最佳的治疗效果。

1.1.2.3 社会关注与预防

近年来，青少年脊柱侧弯的问题逐渐凸显，已经成为继近视和肥胖之后，对我国儿童和青少年健康造成严重威胁的第三大"杀手"。这一现象引起了社会各界的广泛关注和高度重视。为了应对这一问题，国家卫生健康委员会以及其他相关部门积极采取措施，大力推广脊柱健康的相关知识，致力于提高公众对脊柱侧弯危害性的认识。

通过各种渠道和方式，国家卫生健康委员会向儿童和青少年普及脊柱健康的重要性，强调保持脊柱健康对于身体发育和整体健康的重要性。同时，相关部门还倡导儿童和青少年培养良好的健康行为习惯，包括合理饮食、适量运动以及保持正确的坐姿和站姿等，以预防脊柱侧弯的发生。

此外，为了进一步加强脊柱健康教育，相关部门还鼓励学校和家庭共同参与，通过开展健康教育课程、举办讲座和培训活动等方式，帮助孩子们了解脊柱侧弯的成因、危害以及预防措施。通过这些努力，希望能够有效降低青少年脊柱侧弯的发生率，保障孩子们健康成长。

1.1.2.4 挑战与展望

尽管目前对于AIS的发病机制尚未完全明确，但随着医学研究的不断深入和科学技术的进步，新的治疗方法和手段正在不断涌现。未来，基因治疗、生物治疗等前沿技术的应用，有望为AIS患者提供更加精准、有效的治疗方案。科学家们正在积极探索基因编辑技术，如CRISPR-Cas9，以修复受损的基因，从而恢复脊髓功能。此外，生物治疗，包括干细胞疗法和免疫调节疗法，也在显示出巨大的潜干细胞疗法通过移植干细胞来促进受损组织的再生，而免疫调节疗法则旨在调控免疫系统，减少炎症反应，从而保护脊髓神经细胞。这些前沿技术的应用将为AIS患者带来新的希望，为他们提供更加个性化和高效的治疗方案，改善生活质量，甚至有望实现部分功能的恢复。

1.2 康复治疗在青少年特发性脊柱侧弯治疗中的重要性

康复治疗在AIS治疗中的重要性不容忽视。

1.2.1 阻止畸形进展

（1）早期干预：早期干预在康复治疗中起着至关重要的作用，尤其是在脊柱侧弯的早期阶段。通过采取一系列有效的措施，如物理疗法和功能锻炼等，可以在病情尚未严重之前进行积极的干预。这种方法不仅可以有效阻止脊柱侧弯畸形的进一步发展，而且对防止侧弯角度的增大和病情恶化具有重要意义。通过早期的干预，患者可以避免更严重的健康问题，提高生活质量。因此，早期干预在康复治疗中显得尤为重要，值得我们高度重视和推广。

（2）个性化方案：康复治疗团队会根据患者的具体情况，制订个性化的治疗方案。这包括考虑侧弯的严重程度、患者的年龄、生长发育阶段以及患者的体质、生活习惯和具体需求等因素，以确保治疗方案的针对性和有效性。康复治疗团队会综合评估患者的整体状况，制订最适合患者的治疗计划，从而帮助患者在最短的时间内恢复健康。

1.2.2　改善身体功能

（1）增强骨质强度：通过采取恰当的锻炼方法和进行系统的物理疗法，康复治疗能够有效地增强脊柱周围骨质的强度。这些锻炼和疗法有助于提高骨骼的整体稳定性，从而在一定程度上减轻脊柱侧弯对脊柱造成的损害。通过持续的康复训练，不仅可以改善脊柱的形态，还能增强肌肉力量，保护脊柱免受进一步的伤害。

（2）改善肺功能：对那些胸椎弯曲程度较大的患者，康复治疗可以通过一系列的呼吸功能训练和其他相关方法来显著改善他们的肺功能。这些训练有助于增强肺部的通气能力，从而有效减轻由于脊柱侧弯引起的呼吸困难以及其他相关症状。通过这些综合性的康复措施，患者可以更好地进行日常活动，提高生活质量。

1.2.3　提高生活质量

改善外观与提升自信：虽然康复治疗无法根治侧弯，但借助一系列科学的康复措施，能有效改善患者的体态，大幅减轻脊柱弯曲度。这些手段不仅美化了患者的外在形象，还极大减轻了他们的心理负担。通过持续康复训练和适当医疗介入，患者能逐步恢复身体对称性，进而增强自信，更从容地应对生活挑战。自信心的提升伴随身体功能的恢复与外观的改善，使患者在心理上更加积极、乐观，社交及日常生活中也更为自如。这种心态的转变促进了患者的社会融入，使他们能更广泛地参与社交活动，享受更高质量、更多彩的生活。

1.2.4 辅助手术治疗

（1）术前准备：对那些需要通过手术进行治疗的患者，康复治疗可以作为一种重要的术前准备工作。在手术前进行系统的康复训练，可以有效地提高患者的身体素质，增强他们的肌肉力量和耐力。同时，康复治疗还能改善患者的心肺功能，提升他们的呼吸和循环系统的效率。这样一来，患者在手术过程中就能拥有更强的生理基础，从而为手术的成功创造更加有利的条件。此外，良好的术前康复还能帮助患者更好地应对术后的恢复期，减少并发症的风险，加快整体康复进程。

（2）术后康复：在经历了手术治疗之后，康复治疗显得尤为重要，成为整个治疗过程中不可或缺的一部分。康复治疗通过一系列专业的训练和方法，能够有效地帮助患者恢复受损的身体功能，促进身体的全面恢复。它不仅能够减少术后并发症的发生，降低患者的痛苦，还能显著提高手术的整体效果，使患者能够更快地回归正常的生活和工作。通过科学的康复计划和持之以恒的努力，患者可以在康复治疗的帮助下，逐步恢复体力和健康，重新获得生活的信心和希望。

1.2.5 长期效果

（1）持续管理：康复治疗是一个长期而复杂的过程，它不仅需要患者本人的坚持和努力，还需要家长的持续支持和配合。在这个过程中，患者和家长需要共同面对各种挑战，保持积极的心态，才能取得最佳的康复效果。通过定期的随访和评估，医生可以及时了解患者的康复进展，根据具体情况调整治疗方案，确保治疗效果的持续优化和最大化。这种持续的监测和调整，不仅能帮助患者更好地恢复功能，还能及时发现并解决可能出现的问题，从而确保康复治疗的顺利进行。

（2）预防复发：康复治疗不仅能够帮助患者恢复身体功能，还能在很大程度上改善他们的日常生活质量。通过专业的康复训练，患者可以学会如何保持正确的坐姿和站姿，从而避免因不良姿势导致的脊柱侧弯问题再次发生。康复治疗师会根据患者的具体情况，制订个性化的训练计划，包括一些针对性的体操和动作练习，以增强肌肉力量和柔韧性，改善身体的对称性和平衡性。此外，康复治疗还会教授患者一些日常生活中的正确姿势和动作技巧，帮助他们在日常生活中养成良好的习惯，从而有效预防脊柱侧弯的复发，确保身体的长期健康。

2 青少年特发性脊柱侧弯的基本概念

2.1 脊柱侧弯的定义

脊柱侧弯也称作脊柱侧凸,是一种复杂的三维脊柱畸形。这种畸形的特征在于脊柱在冠状面上的一个或多个节段偏离身体中线向侧方弯曲,通常伴随着椎体的旋转和矢状面上形态的改变。这种病变不仅影响脊柱的直立结构,还可能牵连到肋骨和骨盆,导致身体躯干的不对称和功能障碍。

脊柱侧弯的成因多种多样,其中特发性脊柱侧弯是最常见的类型,尤其在青少年中。特发性脊柱侧弯的确切病因尚未完全明了,但研究表明,它可能与遗传、生长发育、神经肌肉平衡以及生物力学因素等有关。这种类型的脊柱侧弯多见于青春期前后的女性,可能与激素水平的变化有关。

脊柱侧弯的分类除了特发性外,还包括先天性脊柱侧弯、神经肌肉性脊柱侧弯和继发性脊柱侧弯等。先天性脊柱侧弯源于脊柱在胚胎时期的发育异常,而神经肌肉性脊柱侧弯则与神经系统或肌肉系统疾病相关。继发性脊柱侧弯通常是由其他疾病或状况,如肿瘤、感染或外伤等引起的。

脊柱侧弯的临床表现可能包括肩膀和骨盆的不对称、背部的隆起或凹陷、皮肤褶皱的不对称以及脊柱的旋转。在严重的情况下，脊柱侧弯可能导致胸腔容积减少，影响心肺功能，甚至引起疼痛和神经功能障碍。

诊断脊柱侧弯通常需要进行详细的临床检查和影像学评估。除了标准的前后位和侧位X光片外，还可能需要进行计算机断层扫描（Computed Tomography，CT）或磁共振成像（Magnetic Resonance Imaging，MRI）检查，以评估脊柱和脊髓的详细结构，排除其他可能的病因。

治疗脊柱侧弯的方法取决于侧弯的严重程度、患者的年龄、骨骼成熟度以及侧弯的进展速度。保守治疗包括观察、物理治疗、康复训练和穿戴支具。对于轻度至中度的脊柱侧弯，特别是对于仍在生长发育的青少年，穿戴支具是常见的治疗方法，可以有效地控制侧弯的进展。物理治疗和康复训练则着重于改善患者的体态、增强肌肉力量和灵活性。对于严重的脊柱侧弯或在保守治疗无效的情况下，可能需要考虑手术治疗。手术通常包括脊柱矫正和融合，通过植入金属棒、螺钉和骨移植材料来稳定脊柱，防止侧弯的进一步发展。

脊柱侧弯的预防和早期发现至关重要。家长和医生应定期检查儿童和青少年的脊柱，注意任何可能的不对称迹象。学校筛查项目也有助于早期发现脊柱侧弯。此外，鼓励保持良好的坐姿和站姿，以及定期进行背部肌肉的锻炼，可能有助于预防脊柱侧弯的发展。

在治疗过程中，患者的心理支持和社会支持同样重要。脊柱侧弯可能会影响患者的自尊心和生活质量，因此心理辅导和教育对于帮助患者和家庭应对这一挑战至关重要。

在心理辅导方面，专业的心理咨询师或治疗师可以提供个性化的支持，帮助患者和家庭理解脊柱侧弯的影响，学会管理由此产生的情绪反应，如焦虑、沮丧或自卑感。他们还可以教授应对策略，如放松技巧、认知行为疗法，以及如何与家人和朋友有效沟通，从而获得更多理解和支持。

此外，随着科技的发展，一些先进的辅助设备和应用程序也为脊柱侧弯患者提供了新的治疗和管理手段。例如，智能穿戴设备可以持续监测患者的体态和脊柱状况，提供即时的反馈和调整建议。移动应用程序则可以帮助患者记录治疗进展，管理康复训练计划，甚至提供在线咨询和资源。

对于青少年患者来说，脊柱侧弯的治疗过程可能会对他们的学习和社交生活产生一定影响。因此，学校和社区的支持也至关重要。学校可以为学生提供必要的学习辅助，如调整课桌椅的高度和角度，以适应其需求；同时，鼓励同学们以包容和理解的态度对待脊柱侧弯患者，营造一个无歧视、无偏见的校园环境。

在社会层面，提高公众对脊柱侧弯的认识和理解也是非常重要的。举办讲座、展览和宣传活动，可以普及脊柱侧弯的相关知识，增强人们的预防意识。同时，呼吁社会各界关注脊柱侧弯患者的权益和需求，为他们提供更多的帮助和支持。

总之，脊柱侧弯的治疗和管理是一个复杂而长期的过程，需要患者、家庭、医生和社会的共同努力。通过综合的治疗方案、个性化的心理辅导、先进的科技辅助以及广泛的社会支持，我们可以帮助脊柱侧弯患者改善生活质量，减轻病痛，实现健康成长。在深入探索脊柱侧弯的治疗与康复之路时，我们不能忽视患者自我管理的重要性。患者及其家庭应积极参与治疗计划，了解并学习如何在家中进行康复训练，如何监测病情变化，以及如何在日常生活中保持正确的姿势，养成良好的习惯。

家庭的支持与教育在这一过程中起着至关重要的作用。家庭成员可以协助患者执行康复计划，如提醒患者进行定时的伸展运动，或者一起参与户外散步、游泳等低强度的有氧运动，以增强患者的体质和心肺功能。此外，家庭成员的鼓励与理解也是患者心理康复的重要支柱，他们可以帮助患者建立积极的心态，面对治疗过程中的挑战。

同时，随着医疗技术的不断进步，新的治疗方法也在不断涌现。例如，基因疗法和干细胞疗法等前沿科技正在被研究用于治疗特发性脊柱侧弯。这些疗法有望在未来为患者提供更加个性化的治疗方案，提高治疗效果。

此外，对于已经接受手术治疗的患者，术后的康复护理同样重要。医生会根据患者的具体情况制订个性化的康复计划，包括物理治疗、疼痛管理、药物治疗以及生活方式的调整等。患者和家属应密切配合医生的指导，确保康复计划的顺利执行，以促进患者的快速恢复。

除了生理上的康复，脊柱侧弯患者还需要关注心理健康的维护。他们可能会因为身体形态的改变而感到自卑或焦虑，因此，定期的心理咨询和情绪支持是必不可少的。通过专业的心理干预，患者可以学会如何调整心态，增强自信心，积极面对生活。

最后，社会各界应共同努力，为脊柱侧弯患者营造一个更加包容和支持的环境。这包括加强公众对脊柱侧弯的认识和理解，消除歧视和偏见；提高医疗资源的可及性，确保患者能够及时获得有效的治疗；推动相关政策的制定和实施，为脊柱侧弯患者提供更多的权益保障和支持。

总之，脊柱侧弯的治疗与康复是一个综合性的过程，需要患者、家庭、医生以及社会的共同努力。通过科学的治疗方案、个性化的康复计划、良好的家庭支持、前沿的医疗技术以及包容的社会环境，我们可以帮助脊柱侧弯患者实现更好的康复效果，提高他们的生活质量。

2.2　青少年特发性脊柱侧弯的病因

AIS是最常见的脊柱侧弯类型，占所有脊柱侧弯病例的70%~80%。尽管AIS的确切病因尚未完全明了，但研究表明它可能涉及多种因素，包括遗传、激素影响、结缔组织发育异常、神经—平衡系统功能障碍以及神经内分泌系统异常等。

2.2.1　遗传因素

AIS的发病可能与遗传有关。研究表明，如果家族中有人患有脊柱侧弯，那么其他家庭成员发病的风险也会增加。这种现象表明，遗传因素在AIS的发病机制中可能扮演着重要角色。

2.2.2 激素影响

AIS患者中,女孩的身高常比同龄正常女孩高,这提示脊柱侧凸可能与生长激素有关。但目前认为,脊柱畸形的真正病因并不是生长激素,而是生长过程中多种因素相互作用的结果。激素水平的变化可能会影响骨骼的生长和发育,从而导致脊柱侧弯的发生。

2.2.3 结缔组织发育异常

在AIS患者中,可以观察到结缔组织中胶原蛋白和蛋白多糖的质与量异常,但这些异常是原发因素还是继发因素,目前尚无定论。结缔组织发育的异常可能会影响脊柱的稳定性,从而导致侧弯的发生。

2.2.4 神经—平衡系统功能障碍

人体神经—平衡系统的功能障碍可能导致脊柱侧弯,以调整或建立新的平衡。这种功能障碍可能是由于神经系统发育异常或功能失调引起的,从而影响脊柱的正常生长。

2.2.5 神经内分泌系统异常

研究表明,褪黑素及5-羟色胺在AIS的形成过程中可能起重要作用。褪黑素的降低可能是发生脊柱侧弯的重要始动因素,并与脊柱侧弯的进展相关。神经内分泌系统的异常可能会影响骨骼的生长和发育,从而导致脊柱侧弯的发生。

2.2.6 其他因素

一些研究还发现,高龄母亲的后代易患特发性脊柱侧弯,且进展较快。此外,铜代谢异常也可能在特发性脊柱

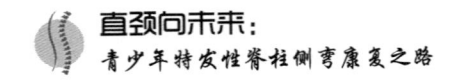

侧弯的发生中起作用。这些因素可能会影响骨骼的生长和发育，从而导致脊柱侧弯的发生。

2.2.7 生活方式和行为习惯

虽然不是直接的病因，但不良的姿势和生活习惯可能影响脊柱的健康，尤其在青少年时期，身体正处于快速生长和发育阶段。保持良好的姿势和生活习惯，如正确的坐姿（见图2-1）和站姿，可以有效预防脊柱侧弯的发生。

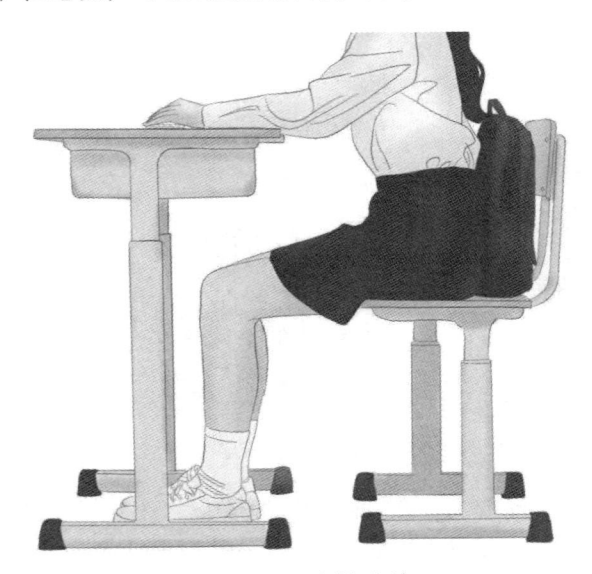

图 2-1　正确的坐姿

2.2.8 关于青少年特发性脊柱侧弯的最新研究

最新研究表明，AIS的发生发展受到遗传因素的显著影响，特定基因单核苷酸多态性与AIS的易感性及严重程度密切相关。一是褪黑素信号通路相关基因。褪黑素信号通路中的关键基因与AIS的发病机制有关,这些基因的变异可能影响褪黑素的合成和分泌,进而影响脊柱的生长发育。二是PAX1基因。研究发现,PAX1基因增强子位点与女性特发性脊柱侧弯的易感性相关。三是LBX1基因。全基因组关联研究发现,LBX1基因附近的常见变异与AIS相关。四是染色体16p11.2重排。与脊柱侧弯和椎体异常相关的染色体16p11.2重排的额外异常表型。

除了遗传因素,AIS的病因还有环境因素、生活方式和行为习惯。不良的姿势和生活习惯可能影响脊柱的健康。内分泌异常:AIS患者的骨密度和骨转换标志物在青春期生长高峰时降低,这可能与内分泌异常有关。营养因素:有研究表明,钙和维生素D的补充对AIS患者骨密度和骨质量的变化有积极影响。

这些研究进展为我们提供了更深入理解AIS发病机制的契机,并可能有助于开发新的预防和治疗策略。随着研究的深入,我们有望在未来发现更多关于AIS病因的信息,从而更好地帮助患者。

2.3 青少年特发性脊柱侧弯的分类

AIS的分类方法有多种,但目前较为广泛使用的是Lenke分类系统。Lenke分类系统主要根据侧弯的类型、位置以及与脊柱前后弯曲的关系来进行分类。以下是Lenke分类系统的基本概述:

2.3.1 侧弯类型

根据侧弯在脊柱上的位置和形态,Lenke系统将侧弯分为六种类型。这些类型包括单一主弯、双主弯以及三主弯等不同情况。

2.3.2 胸椎侧弯

如果主弯位于胸椎区域（T2至T11/T12椎间盘），则根据其形态和严重程度进一步细分。

2.3.3 腰椎侧弯

如果主弯位于腰椎区域（L1/L2至L4椎间盘），则同样根据其形态和严重程度进行分类。

2.3.4 胸椎后凸修饰

Lenke系统还包括对胸椎后凸的评估，用以描述胸椎区域的前后弯曲情况。

2.3.5 腰椎修饰

此外，系统还包括对腰椎的评估，分为A、B、C三种修饰，以描述腰椎侧弯的特征。

Lenke分类系统的设计初衷是为了确定哪些椎体水平适合进行脊柱融合手术。该系统通过详细的分类，帮助医生更好地理解脊柱侧弯的复杂性，并指导治疗决策。Lenke分类系统在临床实践中被证明具有较好的可靠性，并且对于指导手术治疗具有重要价值。

除了Lenke分类系统，还有其他分类方法，如King分类法，但Lenke系统因其更为详细和全面的分类而在临床中更为常用。随着医学技术的发展，未来可能会有更多基于三维成像技术的分类方法出现，这些方法可能会提供更全面的脊柱侧弯评估。

2.4 青少年特发性脊柱侧弯的影响及应对措施

青少年特发性脊柱侧弯的影响是多方面的，主要包括身体健康、心理健康以及生活质量等方面。

2.4.1 对身体健康的影响

（1）外观上的显著变化：青少年特发性脊柱侧弯会导致一系列明显的外观变化。具体来说，患者的双肩会出现高低不平的现象，脊柱会偏离身体的中线，导致身体形态出现扭曲。肩胛骨也会呈现出一高一低的不对称状态，使背部看起来不够平整。此外，一侧胸部可能会出现皱褶皮纹，这种现象在患者前弯时尤为明显，因为此时背部的不对称性会变得更加突出。这些外观上的变化不仅影响患者的外在形象，还可能给他们带来心理上的压力和自卑感，进一步影响他们的社交和日常生活。

（2）生理功能影响：脊柱侧弯不仅会对身体的生理功能产生负面影响，还可能进一步影响到肺部的功能。尤其是当脊柱侧弯中的胸弯角度超过一定的限度时，患者的用力肺活量会显著降低。这种肺功能的下降通常是由限制性肺疾患所引起的。限制性肺疾患会使肺部的扩张受到限制，导致肺部无法充分膨胀。因此，患有脊柱侧弯的青少年在进行体育运动或日常活动时，可能会感到呼吸困难，甚至在静息状态下也会出现呼吸不畅的情况。此外，严重的脊柱侧弯还可能导致感觉共济失调，这是一种神经系统的功能障碍，会影响下肢的感觉和运动功能。具体来说，患者可能会感到下肢麻

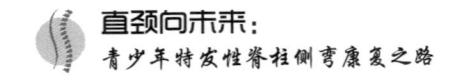

木、刺痛或失去正常的运动协调能力，这些症状会进一步影响患者的日常生活和运动能力。

2.4.2　对心理健康的影响

（1）心理压力：青少年特发性脊柱侧弯患者在成长过程中，由于身体外观上的显著变化以及生理功能的异常，往往会遭遇来自同龄人的嘲笑和排斥。这种负面的社会互动使他们承受巨大的心理压力，进而可能导致一系列心理问题的出现。这些心理问题包括但不限于自卑感、焦虑情绪以及抑郁倾向。这些情绪反应不仅影响他们的日常生活，还可能进一步加剧他们的心理负担，形成恶性循环。因此，对于这些患者来说，除了必要的医疗干预外，心理支持和社会理解也显得尤为重要。

（2）社交障碍：个体在与他人交往过程中表现出的困难和不适，可能会因为心理压力的增加而进一步加剧。当一个人面临较大的心理压力时，他们在与人交往时可能会感到紧张和不安，从而缺乏自信。这种缺乏自信的状态会使他们在社交场合中感到不自在，甚至可能产生逃避的心理。为了避免这种不适感，他们可能会选择避免参加各种集体活动，如聚会、会议或其他社交活动。这种回避行为不仅会进一步削弱他们的社交能力，还可能导致他们在社交环境中变得更加孤立和无助。因此，心理压力的增加不仅会影响个体的心理健康，还会对其社交能力产生负面影响，形成一种恶性循环。

2.4.3　对生活质量的影响

（1）活动受限：由于脊柱侧弯的问题，患者的脊柱可能会变得僵硬并伴随疼痛感,这将极大地限制他们的日常活动范围。无论是进行简单的家务劳动,还是参与各种体育活动和户外运动,患者都可能会感到极大的不便和困扰。这种活动受限的情况不仅影响了他们的身体健康,还可能对他们的心理状态产生负面影响,导致自信心下降和社交活动减少。

(2)治疗负担:脊柱侧弯的治疗过程可能会涉及多种不同的手段,包括但不限于手术、佩戴支具以及进行物理治疗等。这些治疗方法不仅会给患者带来身体上的痛苦或不适,还会在很大程度上增加家庭的经济负担。手术费用高昂,治具和物理治疗也需要持续投入,这些都会对家庭造成一定的经济压力。此外,在治疗过程中,患者需要频繁地前往医院进行检查和治疗,这不仅耗费了大量的时间和精力,还会对家庭成员的日常生活和工作造成一定的影响。因此,脊柱侧弯的治疗不仅是医疗问题,更是涉及经济和时间成本的社会问题。

2.4.4 应对措施

(1)早期发现异常:家长应当定期仔细观察孩子的身体发育情况,特别是脊柱的形态变化。如果在日常生活中注意到孩子出现脊柱侧弯的早期迹象,例如肩膀不等高、腰部不对称或背部有明显凸起等现象,应立即引起重视。一旦发现这些潜在异常,家长应尽快带孩子前往专业医疗机构进行检查和诊断,以便尽早采取相应的治疗措施,防止病情进一步恶化。及时就医不仅可以减轻孩子的痛苦,还能提高治疗效果,帮助孩子恢复正常的脊柱形态和功能。

(2)科学治疗:脊柱侧弯需要根据患者的具体情况,包括侧弯的严重程度和类型,选择最合适的治疗方法。这些方法包括姿势锻炼、医学形体治疗、支具治疗以及手术治疗等多种方式。首先，姿势锻炼是一种非侵入性的治疗方法，通过特定的体操和锻炼来改善脊柱的弯曲情况，增强背部肌肉的力量和柔韧性。其次，医学形体治疗通常由专业的物理治疗师指导，通过一系列的康复训练和手法操作，帮助患者纠正脊柱的异常弯曲，改善身体姿势。再次，支具治疗是通过佩戴特制的支具来限制脊柱的进一步弯曲，适用于轻度到中度的脊柱侧弯患者，以防止病情恶化。最后，对于严重或保守治疗无效的脊柱侧弯患者，手术治疗可能是必要的选择，通过矫正和固定脊柱，恢复其正常的生理弯曲，从而达到治疗的目的。综合运用这些方法，可以有效地治疗不同类型的脊柱侧弯，改善患者的生活质量。

（3）心理支持：在关注患者的心理健康方面，我们应当给予充分的重视和关怀。通过提供必要的心理支持和干预措施，帮助患者克服内心的恐惧和焦虑，增强他们的自信心。同时，引导患者树立积极的心态，面对疾病和治疗过程中的各种挑战。这样，他们不仅能够在心理上获得安慰和力量，还能更好地配合医生的治疗，从而提高整体的康复效果。

第二章视频链接

3 青少年特发性脊柱侧弯的诊断与评估

3.1 诊断方法

AIS是一种常见的脊柱畸形,主要发生在青少年生长发育期间,表现为脊柱在冠状面上的弯曲超过正常范围。这种侧弯不仅影响患者的外观,还可能对心肺功能造成潜在威胁。因此,及时准确的诊断对于AIS的治疗和预后至关重要。本节将详细介绍AIS的诊断过程,包括病史询问、体格检查、影像学检查等方面,旨在提高公众对AIS诊断的认识。

3.1.1 病史询问——全面了解患者情况

病史询问是AIS诊断的第一步,也是制订后续检查和治疗计划的基础。医生需要详细了解患者的畸形开始情况、进展速度以及连续治疗的效果和畸形对患者的影响。

(1)畸形的发现与进展。医生需要询问患者或家属首次发现畸形的情况,包括畸形的部位、形态以及发现后的变化情况。例如,畸形是否逐渐加重,旋转凸起是否增加,身高是增长、还是降低或不变等。这些信息有助于医生判断畸形的严重程度和进展速度。

（2）并发症与既往病史。了解患者是否有心肺功能失代偿的病史，以及一般健康状况。同时，询问患者以前有无疾病史、手术史及外伤史，这些都可能对AIS的诊断和治疗产生影响。

（3）出生史与家族史。患者的出生史和产后史也很重要，包括母亲妊娠期的健康情况、妊娠期的用药史，以及产期和产后期有无并发症。此外，还要了解家族中是否有脊柱畸形或神经肌肉病史，这些可能提示AIS的遗传倾向。

（4）治疗史。对于曾经接受过治疗的AIS患者，医生需要了解治疗的具体方法、效果以及患者的反应。例如，是否使用过支具治疗，支具的类型、穿戴时间和穿戴方式等；如果曾做过手术，需要了解手术的时间、方式、术后过程以及手术记录和X线片。

3.1.2 体格检查——观察与评估脊柱形态

体格检查是AIS诊断的重要环节，通过直接观察患者的脊柱形态和进行必要的检查，医生可以对脊柱侧弯的程度和类型做出初步判断。

（1）背部形态观察。医生需要观察患者的背部、两肩、肩胛和腰围是否对称，以及胸廓和骨盆的关系。观察患者背部外观，检查双肩是否等高，左右肩胛骨是否等高、对称，两侧腰凹是否对称。特别注意观察有无侧凸、后凸或前凸畸形。对于颈椎及颈胸段侧凸，可以使用枕外隆凸垂线进行测量。用两侧肩锁关节测量两肩高度，对比两侧髂前上棘或髂后上棘，并记录其差别数值。

（2）脊柱柔韧性评估。通过让患者站立并进行前后左右方向的倾斜，观察脊柱的柔软性。同时，观察患者侧曲及体重悬吊下侧凸角度的变化，以判断脊柱的柔韧性。当有疼痛存在时，要注意检查疼痛的局部。同时，要注意疼痛引起的脊柱运动受限。

（3）前屈试验。嘱患者站立，两足并拢，膝伸直，腰前屈，双手并拢，两臂下垂，行前屈试验检查。医生从患者头侧观察背部两侧是否对称，从上胸到腰骶对比观察是否有一侧高、一侧低的情况出现。使用水准器或脊柱侧凸尺测量不对称的差别（见图3-1）。

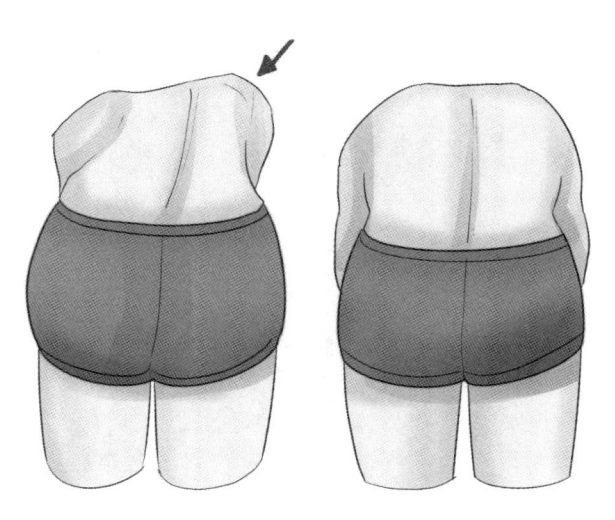

图 3-1　前屈试验

（4）神经系统检查。详细的神经系统检查有助于排除非特发性脊柱侧弯。医生需要仔细检查患者的感觉、运动、肌力、肌张力和反射是否存在异常。特别注意是否有局部的感觉和运动障碍，是否出现局部肌群的麻痹，以及腹壁反射的减弱、消失与不对称等病征。

3.1.3 影像学检查——精准评估脊柱状态

影像学检查是AIS诊断的关键手段，通过X线平片、CT和MRI等检查，医生可以精准评估脊柱的状态，包括侧弯的类型、部位、严重程度和脊柱柔韧性等。

3.1.3.1 AIS的X线平片评估

推荐通过站立位全脊柱正侧位X线片（见图3-2），对所有疑似AIS的患者进行诊断和复查，以评估侧凸的部位和程度、椎体发育情况、生长发育参数。

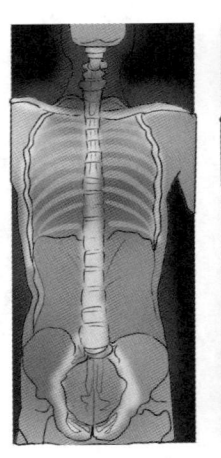

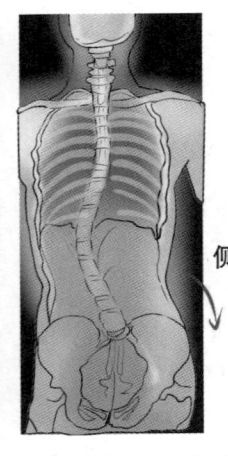

图 3-2 站立位全脊柱正位 X 线片对比（左正常，右侧弯）

AIS是一种影响青少年脊柱正常发育的疾病，其诊断和治疗需要专业的医学知识和技术。X线评估作为AIS诊断与评估的重要手段，对于了解侧弯的部位、程度、椎体发育情况以及预测侧弯进展等方面具有重要意义。本节旨在深入浅出地介绍AIS的X线评估知识，帮助读者更好地理解和应用这一技术。

（1）X线评估的引入。X线评估是脊柱侧弯诊断与评估的基础，它利用X线的穿透性，对人体内部结构进行成像，从而揭示脊柱的形态异常。在AIS的评估中，X线评估具有无创、快捷、经济等优点，是临床最常用的评估方法之一。

（2）站立位全脊柱正侧位X线片的拍摄。站立位全脊柱正侧位X线片是AIS评估的标准体位。拍摄时，患者需站立于X线机前，保持自然姿势，双手自然下垂或置于腰部。正位片主要显示脊柱的冠状面形态，用于测量Cobb角；侧位片则主要显示脊柱的矢状面形态，用于观察胸椎和腰椎的弯曲特征，以及骨盆旋转和腰骶部稳定性。

（3）Cobb角的测量与评估。Cobb角是衡量脊柱侧弯程度的重要参数，其测量方法为：在正位X线片上，选取侧弯上端椎与下端椎的垂直线，然后测量这两条垂直线之间的夹角，即为Cobb角。Cobb角≥10°时，即可确诊为脊柱侧弯。Cobb角的测量不仅有助于确诊侧弯，还能评估侧弯的进展情况和治疗效果。此外，通过测量Cobb角，还可以判断侧弯的柔韧性，为制订治疗方案提供依据。

（4）脊柱侧弯的部位与程度评估。在正位X线片上，可以清晰地看到脊柱侧弯的部位和程度。通过观察侧弯的顶椎（即侧弯最严重的椎体）和主弯部位，可以了解侧弯的分布情况。同时，根据Cobb角的大小，可以将侧弯分为轻度（10°~25°）、中度（25°~45°）和重度（>45°）三个等级。不同程度的侧弯对青少年的生长发育和脊柱功能的影响也不同，因此需要根据具体情况制订个性化的治疗方案。

（5）椎体发育情况与生长发育参数的评估。X线评估还可以用于观察椎体的发育情况，包括椎体的高度、形态和骨化程度等。通过比较不同椎体的发育情况，可以判断脊柱的生长潜力和侧弯进展的可能性。此外，还可以通过观察手指骨骺的生长情况和Risser征（即髂嵴骨骺的生长情况）来评估患者的骨骼成熟度，从而预测侧弯的进展趋势。

Risser征：骨化由髂前上棘逐渐移向髂后上棘，将髂嵴分成四等分，骨骺移动25%为Ⅰ级，50%为Ⅱ级，75%为Ⅲ级，移动到髂后上棘为Ⅳ级，骨骺与髂骨融合为Ⅴ级，此时标志骨骼系统发育停止。此外，还可根据X线侧位片上椎体的骨骺环与椎体融合程度判断脊柱生长发育的程度，骨骺环与椎体融合说明脊柱生长发育停止。

（6）椎体旋转度评估。X线评估还可以用于观察椎体旋转度的情况。根据正位片上椎弓根和椎体侧壁的位置关系分为5度：0度为椎弓根对称；Ⅰ度为凸侧椎弓根移向中线但未超过第一格，凹侧椎弓根变小；Ⅱ度为凸侧椎弓根移至第二格，凹侧椎弓根消失；Ⅲ度为凸侧椎弓根移至中央，凹侧椎弓根消失；Ⅳ度为凸侧椎弓根超越中线，靠近凹侧。通过观察椎弓根的位置变化，可以判断椎体的旋转程度。

（7）AIS的X线特征表现。AIS的X线特征表现为：①无脊椎骨性结构的改变：少数早期侧凸的顶椎可有轻度楔形变，严重侧凸或进入成年期的特发性侧凸，可在侧凸凹侧见到小关节突增生、融合等。②侧凸的弯曲度呈均匀性改变，不会出现短弧及锐弧。③具有一定的呈均匀变化的柔韧性，从顶椎到端椎的柔韧性逐渐增加。④侧凸胸椎多见，如凸向左侧则要考虑非特发性脊柱侧凸的可能性。⑤特发性胸椎侧凸在矢状面上大多表现为胸椎的生理性后凸减少或消失，如胸椎凸呈现后凸畸形，同样也要考虑是否为非特发性脊柱侧凸。⑥特发性脊柱侧凸的前柱（即椎体）大多转向凸侧，而后柱（棘突）则转向凹侧，如旋转方向相反，要排除肿瘤或其他原因所致的侧凸。

（8）X线评估的局限性与注意事项。虽然X线评估在AIS的诊断与评估中具有重要意义，但也存在一些局限性。例如，X线评估只能显示脊柱的形态异常，无法直接反映脊柱的功能和神经受损情况。此外，X线评估还受到患者体位、拍摄技术和评测者经验等因素的影响。因此，在进行X线评估时，需要综合考虑多种因素，确保评估结果的准确性和可靠性。

3.1.3.2　AIS的CT评估

推荐通过脊柱CT检查评估合并椎体异常患者的骨性畸形情况，制订术前计划。

（1）CT评估的重要性。CT评估在AIS的治疗过程中扮演着至关重要的角色。它不仅能够清晰地显示脊柱的骨性结构，还能够准确地评估椎体的旋转角度和椎弓根的形态变化。这些信息对于制订术前计划和提高手术安全性至关重要。

（2）CT评估的原理。CT扫描利用X线和计算机技术，生成脊柱的横截面图像。这些图像能够清晰地展示脊柱的骨性结构，包括椎体、椎弓根等关键部位。通过测量和分析这些图像，医生可以准确地评估AIS患者的脊柱畸形情况。

（3）CT评估的方法。在AIS的CT评估中，常用的方法包括Aaro-Dahlborn方法和Ho方法。这两种方法都能够在CT水平面图像上准确地测量椎体的旋转角度。Aaro-Dahlborn方法的评测者内/间测量误差值为1.76°，而Ho方法的评测者内/间测量误差值为1.18°。这意味着这两种方法都具有较高的可信度，能够为医生提供可靠的数据支持。

（4）CT评估的优势。与X线相比，CT评估在AIS的诊断中具有更多的优势。首先，CT能够更清晰地显示脊柱的骨性结构，尤其是椎弓根的形态变化。其次，CT能够更准确地测量椎体的旋转角度，为医生提供更精确的数据支持。此外，CT还能够模拟椎弓根螺钉的大小和位置，从而提高术中椎弓根螺钉置入的准确率和手术安全性。

（5）CT评估的注意事项。尽管CT评估在AIS的诊治中具有诸多优势，但也需要注意一些问题。首先，全脊柱CT成像会产生大量的电离辐射，对青少年患者的身体健康构成威胁。因此，在进行CT评估时，需要权衡利弊，选择合适的检查时机和频率。其次，CT评估需要专业的医生和设备支持，以确保数据的准确性和可靠性。

3.1.3.3 AIS的MRI评估

推荐通过脊柱MRI检查评估伴有神经症状、非典型侧凸弯型、侧凸合并椎管内异常患者的脊髓和神经系统。

（1）MRI评估的原理。MRI是一种先进的医学影像技术，利用磁场和射频波来生成人体内部的详细图像。在AIS的评估中，MRI能够提供椎旁软组织、椎间盘、韧带以及脊髓的清晰图像，有助于发现潜在的神经系统病变。

（2）MRI评估的优势。MRI评估AIS的优势在于其能够无创、无辐射地展现脊柱及其周围软组织的细节。相比其他影像学技术，MRI具有以下优势：

高分辨率：能够清晰显示脊髓、神经根以及椎管内其他结构的微小病变。

多平面成像：可从不同角度观察脊柱结构，提供全面的评估信息。

软组织敏感性：对椎间盘、韧带等软组织的显示效果优于其他技术。

（3）MRI在AIS评估中的应用。MRI在AIS评估中主要应用于以下方面：

脊髓病变识别：如脊髓纵裂、脊髓栓系、脊髓空洞等，这些病变可能伴随AIS出现，并影响治疗方案的制订。

非典型侧凸弯型评估：对于非典型AIS患者，MRI有助于发现潜在的神经系统异常，从而指导进一步的治疗。

椎管内异常检测：MRI能够准确识别椎管内的肿瘤、囊肿等异常结构，为手术决策提供依据。

（4）MRI评估的灵敏度与特异度。研究表明，MRI在评估AIS患者脊髓与神经系统病变方面具有较高的灵敏度和特异度。具体来说，MRI在识别侧凸合并椎管内异常的患者时，灵敏度可达95%，特异度可达97%。这意味着MRI在检测这些病变方面具有极高的准确性。

（5）MRI评估的局限性与注意事项。尽管MRI在AIS评估中具有诸多优势，但也存在一些局限性：

费用较高：MRI检查通常需要较高的费用，可能增加患

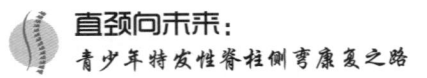

者的经济负担。

骨结构显示不良：MRI在显示骨骼结构方面不如CT清晰，因此在评估脊柱侧凸的骨性畸形时可能有所欠缺。

缺乏整体观：MRI通常针对特定区域进行扫描，可能无法提供脊柱的整体形态信息。

因此，在进行MRI评估时，医生需综合考虑患者的具体情况，权衡利弊，选择合适的检查时机和频率。

3.2 评估指标和工具

AIS的评估涉及多个指标和工具，这些评估不仅有助于确诊，还能指导治疗方案的制定。

3.2.1 评估指标

3.2.1.1 Cobb角

定义：Cobb角是评估脊柱侧弯严重程度的重要指标，通过测量站立位全脊柱正位X线片上弯曲两端最倾斜椎体间的夹角得出（见图3-3）。

意义：Cobb角越大，表示侧弯越严重。根据Cobb角的大小，医生可以判断脊柱侧弯的严重程度，并制订相应的治疗方案。

分类：

Cobb角<10°：通

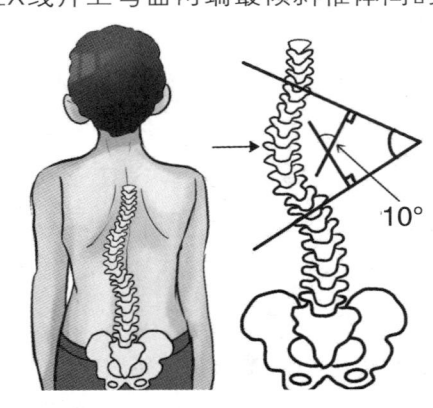

图3-3 Cobb角

常认为无脊柱侧弯或仅为轻微姿态不良,需定期观察。

Cobb角≥10°:确诊为脊柱侧弯,需根据具体度数制订治疗方案。

3.2.1.2 躯干旋转角度(Angle of Trunk Rotation,ATR)

定义:ATR是评估椎体旋转及一侧肋骨抬起畸形程度的重要参数,需在前屈试验下借助躯干旋转测量仪进行量化。

意义:ATR的大小与脊柱侧弯的严重程度呈正相关,有助于医生更全面地了解侧弯情况。

3.2.1.3 外观畸形

外观畸形包括双肩不等高、肩胛骨不对称、腰线不对称(一侧臀部比另一侧更突出)、肋骨突出等。这些外观畸形是脊柱侧弯的常见表现,也是初步判断脊柱侧弯的重要依据。

3.2.1.4 脊柱活动度

通过评估脊柱的屈伸、侧屈和旋转等动作,了解脊柱的活动度和灵活性。脊柱侧弯可能影响脊柱的活动度,使其在某些方向上受限或不对称。

3.2.2 评估工具

3.2.2.1 全脊柱正侧位X线片

作用:是诊断脊柱侧弯的基本依据,能够清晰地显示脊柱的弯曲程度和形态。

注意事项:拍摄时应确保患者为站立位,双脚并拢,双手自然下垂。医生会在X线片上测量Cobb角,以评估脊柱侧弯的严重程度。

3.2.2.2 躯干旋转测量仪

作用：用于量化ATR，评估椎体旋转及一侧肋骨抬起畸形程度。

使用方法：在前屈试验下，患者弯腰使背部尽量接近水平面，医生使用测量仪测量ATR值。

3.2.2.3 脊柱侧弯尺

作用：一种便捷的评估工具，用于初步筛查和监测脊柱侧弯。

使用方法：医生将尺子放置在患者背部，观察尺子的读数，以评估脊柱侧弯的严重程度。虽然其准确性不如X线片，但具有便携、易操作等优点，适用于大规模筛查和初步评估。

3.2.2.4 其他辅助检查

如CT、MRI等影像学检查，虽然不常用于AIS的常规评估，但在需要了解脊柱侧弯的复杂性、并发症或制订手术方案时具有重要价值。

综上所述，青少年特发性脊柱侧弯的评估涉及多个指标和工具，医生会根据患者的具体情况选择合适的评估方法，以制订科学合理的治疗方案。

3.3 早期发现与诊断的重要性

AIS是一种常见的脊柱结构异常，通常发生在10~18岁的青少年中，且女性发病率高于男性。由于其早期症状不明显，AIS往往容易被忽视，但如果不及时诊断和治疗，可能会导致脊柱弯曲加重，进而影响青少年的身心健康。因此，本节将重点探讨AIS的早期发现和诊断的重要性，以帮助家长和青少年更好地了解和预防这一疾病。

3.3.1 筛查的必要性

推荐意见：推荐对8~18岁的青少年开展脊柱侧弯筛查；对有家族史或处于10~15岁的女性，增加筛查频次。

推荐原理：AIS在青少年中高发，且具有遗传倾向。由于脊柱侧弯早期症状不明显，很容易被忽视。因此，对青少年进行脊柱侧弯筛查具有重要意义。筛查能够及时发现AIS患者，提供科学的防控和治疗干预，减少后期手术比例，减轻社会及家庭负担。AIS女性和男性的发病率为1.5∶1~3∶1，当侧弯角度>40°时，女性多于男性；且女性侧弯进展风险高于男性。因此，对有家族史或处于10~15岁的女性，应增加筛查频次，家族史要求纳入筛查结果。

证据支持：多篇系统综述和指南指出，脊柱侧弯筛查对于早期发现AIS具有重要意义。研究表明，AIS的自然病史难以预测，但筛查能够在早期阶段识别出AIS患者。尽管筛查的卫生经济学尚不完全清楚，但已有研究肯定了筛查在减少手术比例和改善健康状态方面的作用。

3.3.2 筛查方法与效果

筛查方法通常采用体格检查、X线检查或脊柱弯曲度测量等方法。在学校等集体环境下进行筛查，能够覆盖更广泛的青少年群体。筛查人员的培训也非常重要，可以确保筛查的准确性和可靠性。

筛查的效果已经得到多项研究的支持。这些研究指出，筛查能够早期识别出AIS患者，为他们的治疗和康复提供宝贵的时间窗口。同时，筛查还能够增强家长和青少年的健康意识，促进他们更加关注脊柱健康。

3.3.3 早期诊断的重要性

早期诊断对于AIS的治疗和康复至关重要。一旦确诊，患者可以根据侧弯角度和病情程度，选择保守治疗或手术治疗。保守治疗包括支具治疗、康复锻炼、普拉提等，能够防止侧弯进一步加重，改善脊柱功能。手术治疗则适用于侧弯角度较大或病情严重的患者，通过手术矫正脊柱弯曲，恢复脊柱功能。

早期诊断还能够减少AIS对青少年身心健康的影响。脊柱侧弯不仅影响外观的美观性，还可能引起疼痛、呼吸困难等症状，影响患者的日常生活和学习。通过早期诊断和治疗，能够减轻这些症状，提高患者的生活质量。

AIS是一种需要早期发现和诊断的疾病。通过筛查和早期诊断，能够及时发现AIS患者，提供科学的防控和治疗干预，减少后期手术比例，减轻社会及家庭负担。因此，家长和青少年应该增强健康意识，积极参与脊柱侧弯筛查和诊断工作，共同守护青少年的脊柱健康。

第三章视频链接

4 青少年特发性脊柱侧弯的康复治疗方法

特发性脊柱侧弯是脊椎和躯干的复杂的三维畸形（Cobb角≥10°），病因不明，多发生于健康的青少年。通常情况下，侧弯不会发生进展，但是一旦发生进展，超过30°，患者成年之后出现健康问题的风险较高，如外观畸形、背部疼痛和渐进性的功能限制等，导致生存质量下降。目前脊柱侧弯的治疗方法主要包括保守治疗和手术治疗。国际脊柱侧弯研究协会（Scoliosis Research Society，SRS）推荐脊柱侧弯的治疗方法包括：随访观察，适用于轻度侧弯患者（Cobb角=10°~25°）；支具治疗，适用于中度侧弯患者（Cobb角=25°~45°）；手术治疗，适用于重度侧弯患者（Cobb角>45°）。但是这三种疗法都存在副作用。部分患者在随访观察期间发生侧弯进展。支具治疗虽然能够显著延缓侧弯进展，降低手术治疗的概率，但是其治疗成功率只有72%，这表明仍有一部分患者最终需要接受手术治疗。此外，佩戴支具会限制患者活动，长期佩戴可能会造成背部肌肉萎缩，甚至平背综合征。手术治疗能够减轻畸形，但长期来看，患者术后面临更多的退行性椎间盘改变，更频繁的腰椎或身体疼痛，生存质量受到影响。因此，如何有效延缓脊柱侧弯进展、减轻各种治疗带来的副作用，一直是临床关注的重点。

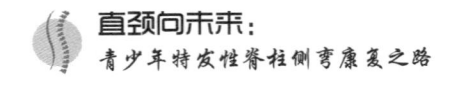

4.1 特定运动疗法

脊柱侧弯特定运动疗法（Physiotherapy Scoliosis Specific Exercises，PSSE）是脊柱侧弯的保守治疗方法之一，尽管此方法尚存在一些争议，但是近年来越来越受到重视。国际脊柱侧弯康复治疗学会（Society on Scoliosis Orthopaedic and Rehabilitation Treatment，SOSORT）在2011年的指南中将PSSE正式纳入脊柱侧弯保守治疗方法。目前，PSSE主要包括七种疗法，其中，Schroth疗法创立时间早、发展完善、应用最为广泛。

4.1.1 基本介绍

PSSE起源于20世纪初期的欧洲，Dr. Gabriel Pravaz创立的Lyon疗法和Katharina Schroth创立的Schroth疗法是最早的脊柱侧弯特定运动疗法。其他疗法也是在此基础上发展起来的。SOSORT使用"PSSE"一词表示不同类型的脊柱侧弯特定疗法。相对于一般运动疗法，如瑜伽、普拉提等，PSSE是专门为脊柱侧弯设计的，尤其适用于特发性脊柱侧弯，其目的在于减轻畸形、干预侧弯进展。PSSE强调个性化治疗，根据每个患者侧弯曲线部位、大小和临床特征的具体情况，为患者设计相应的运动方案。治疗需要在专业的物理治疗师指导下进行，强调包括物理治疗师、支具矫形师、心理医生等跨学科团队治疗。根据患者参与治疗的形式不同，常见分类为：门诊治疗、住院强化训练、家庭康复、门诊—家庭结合康复等形式。

4.1.2 作用原理

由于特发性脊柱侧弯病因不明，PSSE的作用原理也不明确，但有研究者提出合理的假设。脊柱侧弯的"恶性循环"假说认为，侧弯会导致脊柱负荷的不平衡，这种不平衡又进一步造成脊柱的不对称生长，从而使侧弯发生进展，尤其在青少年快速生长时期。PSSE的目的是通过姿势矫正和肌群训练，减少甚至停止非对称负荷，提高脊柱稳定性，将"恶性循环"转化为一个新的"良性循环"，从而矫正脊柱畸形，延缓侧弯进展。

4.1.3 临床应用

在临床上PSSE主要应用于三个方面：①作为轻度青少年脊柱侧弯患者的主要治疗方法单独使用，主要目的是延缓侧弯进展，降低支具治疗率；②对于中度侧弯的患者与支具联合使用，其目的是减少支具治疗的副作用；③应用于骨骼发育成熟后脊柱侧弯超过一定阈值的患者，可以减轻由此出现的背部疼痛、呼吸功能障碍、挛缩、畸形等问题。

4.1.4 具体实施

PSSE主要包括七种类型的疗法，按照其创立的顺序依次为法国的Lyon疗法、德国的Schroth疗法、意大利的SEAS（Scientific Exercise Approach to Scoliosis）疗法、西班牙的BSPTS（Barcelona Scoliosis Physical Therapy School）疗法、波兰的Dobomed疗法、英国的Side-shift疗法、法国的FITS（Functional Independence Treatment of Scoliosis）疗法。这些疗法在具体实施频率和方法上存在差

异，但基本的原则和内容是一致的，包括患者和家属的健康教育、三维矫正、脊柱稳定运动、日常生活练习等。自创立以来，不同疗法不断发展，已经形成包括运动疗法和支具治疗在内的脊柱侧弯保守治疗系统。

4.1.5　主要内容

PSSE治疗内容包括体位感知、姿势矫正、旋转成角呼吸法、脊柱稳定运动。

4.1.5.1　体位感知

因为脊柱长时间侧弯，患者的身体已经习惯于错误的姿势，没有意识到自己的姿势存在异常，这对姿势矫正是一个障碍。因此，需要利用镜子、照片和脊柱的X线片等帮助患者认识到自己异常的身体姿势，意识到问题的存在。同时，在矫正姿势下，引导患者感受正确的身体姿势，形成正确的体位感知。

脊柱侧弯患者体位感知训练旨在帮助患者改善脊柱姿势，增强脊柱周围肌肉的力量和柔韧性，从而缓解脊柱侧弯的症状。其具体动作要点主要包括以下几个方面：

（1）基础呼吸训练。横膈膜呼吸：脊柱侧弯可能会影响肺容量，因此加强膈肌呼吸非常重要。患者可以采取舒适坐姿或仰卧姿势，一只手放在腹部，另一只手放在胸部。吸气时，腹部隆起，胸腔扩张；呼气时，腹部下降，胸腔收缩。重复练习，每次练习5~10次呼吸，每天进行多次。

（2）站姿与坐姿调整。①面对镜子自我矫正站姿：患者站在镜子前，双脚分开平行，从头顶伸展脊柱，肩膀与镜子中的头部对齐。髋部和肩膀平行,头部保持中立位置,不向左右倾斜。肋骨内收,保持这个姿势进行多次深呼吸,感受脊柱的延伸和挺直。②坐姿调整:保持骨盆中立,脊柱挺直,避免长时间低头或弯腰。可以选择有靠背的椅子,并在腰部放置一个支撑物以保持脊柱的自然曲线。

(3)脊柱延展与侧弯练习。①站立侧弯:站立时,双脚分开与肩同宽。将一只手放在髋部,另一只手举过头顶并向一侧侧弯,眼睛看向天花板。保持这个姿势进行深呼吸,感受脊柱和肋间肌的延展。然后,换另一侧进行练习。②爬行练习:通过爬行动作来延展脊柱的凹度。患者可以采取四肢着地的姿势,然后向前爬行,同时保持脊柱的挺直和延展。这个练习可以增强脊柱周围肌肉的力量和柔韧性。

(4)脊柱扭转与平衡练习。①站立侧弯和扭转:站立时,双脚分开与髋部同宽。抬起一只手臂向一侧侧弯,然后保持侧弯姿势,让另一只手臂伸过胸部进行扭转。这个练习可以帮助脊柱正位,增强脊柱周围肌肉的力量和柔韧性。②单腿站立平衡练习:通过单腿站立来增强平衡感和脊柱的稳定性。患者可以选择一处平坦的地面进行练习,每次练习保持几秒钟到几分钟不等,然后换另一侧进行练习。

(5)综合练习与放松。①瑜伽体式:如猫式、牛式、下犬式等瑜伽体式可以帮助患者放松脊柱周围的肌肉,增强脊柱的柔韧性和稳定性。这些体式可以通过深呼吸和轻柔的动作来促进脊柱的延展和恢复。②侧躺摊尸式:将垫枕水平放在垫子上,支撑肋骨一侧。侧躺下来,将头放在下臂上,尽可能地弯向膝盖,保持5~8分钟,轻松呼吸。这个练习可以让重力和时间帮助身体走向对称。

在进行体位感知训练时，患者应根据自己的身体状况和舒适度来选择合适的动作和强度。如果感到不适或疼痛，应立即停止练习并咨询专业医生或治疗师的意见。同时，坚持练习和定期评估也是非常重要的，以便及时调整训练方案并监测脊柱侧弯的改善情况。

4.1.5.2 姿势矫正

原则包括：①躯干伸展。因为无论哪种类型的脊柱侧弯都会缩短躯干，因此任何平面、体位的矫正运动都要主动延伸躯干及脊柱，令凹陷的部位伸展打开。②从下往上矫正。矫正要从最低点做起，纠正足内翻、膝盖内翻、腰骶侧弯。腰部侧弯纠正之后，上面的节段便会跟随，因此在矫正骨盆的基础上，矫正胸椎部、肩胛部和头颈部，才可获得较稳定的躯干整体矫正效果。③三维矫正。由于脊柱侧弯是一种三维方向的畸形，因此要实现躯干在各个平面上的直立需要三维矫正，尤其是矢状面。矢状面上的矫正主要是脊柱的前后移动，冠状面上主要是侧移的脊柱越过中线向凹侧移动，水平面上主要是旋前旋后的动作。

临床上常用的姿势矫正训练包括：侧卧拉伸矫正训练、俯卧拉伸矫正训练、门柄运动、"池塘青蛙"训练等。

4.1.5.2.1 侧卧拉伸矫正训练动作要点（见图4-1）

（1）动作步骤。①侧卧于床上或瑜伽垫上，确保身体处于放松状态。②上方手臂置于肩峰部，下方手臂伸直贴地，掌心朝下，手指朝向身体前方或侧方以保持稳定性。③缓慢抬起上方腿，感受脊柱侧面的拉伸感。在抬起腿部的过程中，保持骨盆的稳定，避免前后晃动。④保持此姿势数秒（一般建议3~5秒），以充分拉伸脊柱和腰部肌肉。⑤换边进行，重复上述步骤，确保两侧都能得到均衡的拉伸。

（2）动作要点。①侧卧姿势：确保侧卧时身体平直，不要扭曲或弯曲脊柱。②手臂支撑：上方手臂应舒适地置于肩峰，避免颈部受力过大。下方手臂伸直贴地，保持稳定性。③腿部抬起：抬起上方腿时，要缓慢且控制力度，避免用力过猛导致肌肉拉伤。④呼吸配合：在拉伸过程中，保持自然呼吸，不要憋气。呼吸可以帮助放松肌肉，增加拉伸效果。⑤保持时间：每个动作保持数秒，以充分拉伸肌肉和韧带。保持时间过短可能无法达到拉伸效果，过长则可能导致肌肉疲劳或拉伤。⑥换边练习：为了保持脊柱的平衡和对称性，需要换边进行练习。

（3）注意事项。①在进行侧卧拉伸矫正训练前，先进行适当的热身运动，如轻柔地拉伸或慢跑等，以增加肌肉和韧带的柔韧性。②如果在拉伸过程中感到疼痛或不适，应立即停止训练，并咨询专业医生或康复师的建议。③侧卧拉伸矫正训练可以作为脊柱侧弯矫正的一部分，但并不能完全替代其他治疗方法。因此，在训练过程中，应配合其他矫正方法，如佩戴矫正支具、进行专业的康复训练等。④保持良好的生活习惯和姿势，避免长时间保持同一姿势或进行剧烈运动，以减轻脊柱的负担。

通过遵循上述动作要点和注意事项，脊柱侧弯患者可以有效地进行侧卧拉伸矫正训练，从而改善脊柱形态，缓解相关症状。

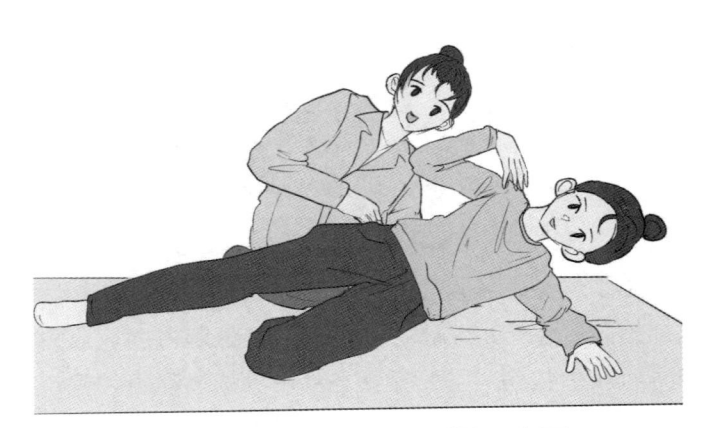

图 4-1　侧卧拉伸矫正训练示意图

4.1.5.2.2　俯卧拉伸矫正训练动作要点（见图4-2）

（1）准备姿势（四点跪位）。①体位调整：首先，患者俯卧于瑜伽垫或平坦地面上，确保身体完全放松。随后，将双手手掌平放在肩膀正下方，手指向前或轻微向外展开，以保持手腕的稳定性和舒适度。②膝盖定位：双膝弯曲，使膝关节位于髋关节正下方，脚尖轻轻触地或轻微内扣，以保持骨盆中立位置。③核心收紧：在开始任何动作之前，轻轻收紧腹部肌肉（即"吸腹"），这有助于保持脊柱的自然曲线，防止背部过度下垂。

（2）动作执行（一侧手臂与对侧下肢伸直抬起）。①呼吸控制：深吸一口气，准备进行动作。②手臂抬起：缓慢地、有控制地将一侧手臂（如右臂）从地面抬起，直至完全伸直并与身体形成一条直线。此时，注意保持肩部放松，避免耸肩，同时眼睛可以跟随手臂的方向，但头部不应过度后仰。③下肢抬起：几乎同时（或稍微滞后，根据个人能力调

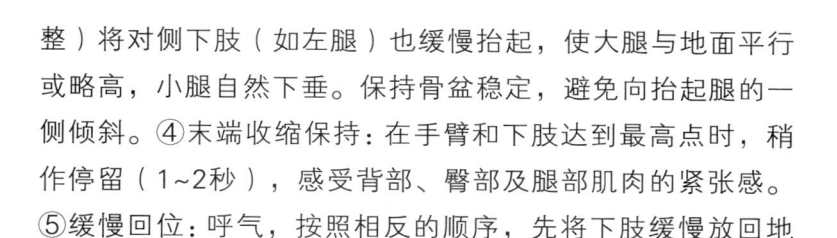

整）将对侧下肢（如左腿）也缓慢抬起，使大腿与地面平行或略高，小腿自然下垂。保持骨盆稳定，避免向抬起腿的一侧倾斜。④末端收缩保持：在手臂和下肢达到最高点时，稍作停留（1~2秒），感受背部、臀部及腿部肌肉的紧张感。⑤缓慢回位：呼气，按照相反的顺序，先将下肢缓慢放回地面，随后将手臂放回原位，完成一组动作。

（3）换边执行。①休息与调整：在完成一侧的完整动作后，稍作休息，调整呼吸。②换边操作：按照相同的步骤，但这次是对侧手臂（左臂）和下肢（右腿）进行伸直抬起。

（4）一组次数与组数。一组次数：每侧手臂与下肢伸直抬起算作一次，每组共进行10次（即每侧各5次）。组数：总共进行3组，每组之间可休息30秒至1分钟，根据个人的体力和恢复情况进行调整。

（5）注意事项。①保持平衡：在整个过程中，尽量保持身体其他部分的稳定，特别是骨盆和未抬起的肢体。②避免疼痛：如果感到任何不适或疼痛，应立即停止，并在专业人士指导下调整动作。③逐渐增加难度：随着训练的持续，可以逐渐增加抬高的幅度或加入其他相关练习，以增强效果。④专业指导：建议在物理治疗师或专业教练的指导下进行此训练，以确保动作正确，避免不必要的伤害。

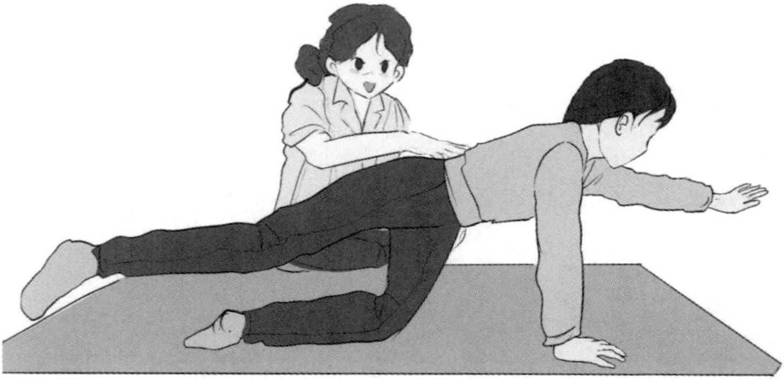

图 4-2　俯卧拉伸矫正训练示意图

4.1.5.2.3　门柄运动动作要点（见图4-3）

（1）准备姿势。①站立或跪姿：患者可以选择站立或跪姿作为起始姿势。跪姿时，双膝与臀部同宽，脚背贴地，双手放在大腿上，调整呼吸，放松全身。②辅助物准备：如果使用的是类似门把手的辅助物（如瑜伽带、门框、肋木等），则确保辅助物稳固，并调整至适合的高度。

（2）动作执行。①侧弯与拉伸。侧弯：从准备姿势开始，吸气并向一侧迈出一条腿（如果选择站立姿势），或保持跪姿并伸手抓住辅助物。然后，缓慢地向该侧进行侧弯，确保脊柱延展，不要让下背部弯曲过度。拉伸：在侧弯的过程中，感受身体另一侧的拉伸感。可以抬起对侧手臂（如果选择站立姿势）或抓住辅助物进行拉伸，以增强拉伸效果。②呼吸与凝视。呼吸：在侧弯的过程中，保持深长的呼吸。吸气时，感受身体的扩展，吐气时，感受放松。凝视：目光可以选择集中在上方的手指、辅助物或前方的一个点上，以保持平衡和集中注意力。③重复与换边。重复：保持侧弯姿势一段时间（如10~30秒），然后缓慢回到起始姿势。重复该动作数次，以增强效果。换边：完成一侧的练习后，换另一侧进行相同的练习。④注意事项。脊柱延展：在侧弯时，始终确保脊柱延展，避免过度弯曲或扭曲。肩膀放松：保持肩膀自然下沉，避免耸肩。可以在进入门柄运动前轻轻转动肩膀，帮助找到放松的位置。平衡与稳定：如果感到不稳，可以使用辅助物（如瑜伽带、门框等）来保持平衡。同时，确保动作在舒适的范围内进行，避免过度拉伸或疼痛。专业指导：建议在物理治疗师或专业医生的指导下进行此运动，以确保动作正确并避免不必要的伤害。

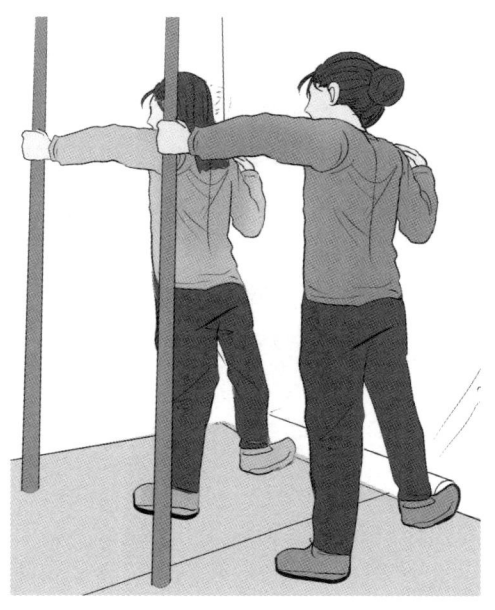

图4-3 门柄运动示意图

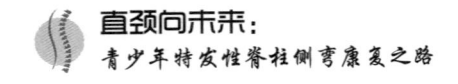

4.1.5.2.4 "池塘青蛙"训练动作要点（见图4-4）

（1）基本姿势。①跪坐准备：患者跪坐在垫子上，双腿屈膝，骨盆固定，跪坐在两脚的脚跟上。这个姿势有助于稳定骨盆，为后续的脊柱调整打下基础。②手臂与肩胛骨调整：左手搭在瑜伽砖或类似支撑物上（如果需要在杠上进行练习，则双手握住杠子），右手自然下垂或放在身体一侧。同时，肩胛骨向后打开并向下内收，以锁定肩胛骨的位置。

（2）呼吸与旋转。①吸气准备：深吸一口气，感受气息进入凹侧（即脊柱侧弯的相反侧）的胸部。②呼气旋转：呼气时，身体轻轻向左转（以脊柱向右弯为例），同时右侧胸廓收缩，向左平移。这个过程中，要保持整个脊柱的延伸感，避免过度扭转或弯曲。③旋转与延伸：在呼气旋转的同时，左边的肘关节需要向外打开，以延伸凹侧的胸部。这个动作有助于打开被压缩的肋骨间隙，促进脊柱的矫正。

（3）注意事项。①保持骨盆稳定：在整个训练过程中，骨盆应始终保持稳定不动，以避免对脊柱造成额外的压力。②控制呼吸：呼吸是训练的关键，要确保每次呼吸都充分且深入，同时与旋转动作相协调。③适度调整：根据脊柱侧弯的程度和个人的身体状况，适度调整训练的强度和频率。避免过度训练导致身体不适或加重脊柱侧弯。④专业指导：由于该训练动作具有一定的专业性，建议在专业康复师或医生的指导下进行。他们可以根据患者的具体情况制订个性化的训练计划，并随时提供必要的调整和建议。

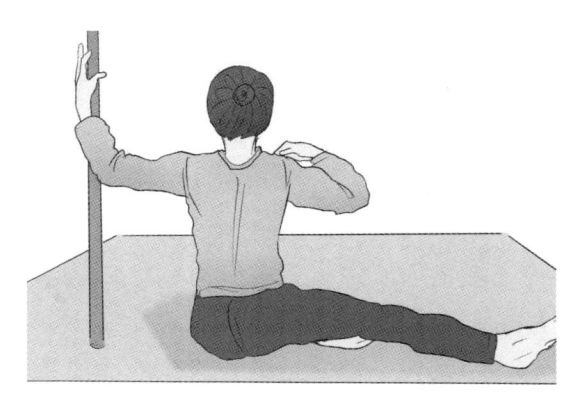

图 4-4 "池塘青蛙"训练示意图

4.1.5.3 旋转成角呼吸法

脊柱侧弯的患者呼吸模式是不对称的，由于侧弯畸形，吸气时空气多进入侧弯的凸侧，肋间距增大使侧弯恶化。矫正呼吸模式主要采用旋转成角呼吸法（见图4-5）。它以深长的腹式呼吸为基础，吸气时，通过手部辅助及思想上引导患者收缩凸侧躯干节段的肌肉，降低凸侧呼吸活动，同时增加凹侧躯干节段的呼吸活动，将空气导入胸廓的凹处，使凹侧伸展、脊柱反旋。

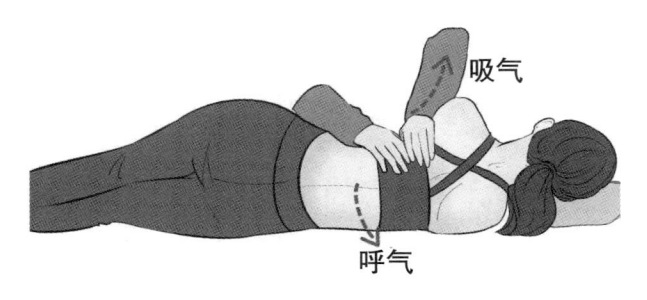

图 4-5 旋转成角呼吸法示意图

4.1.5.4 脊柱稳定运动

脊柱侧弯患者躯体两侧的肌肉都存在机能不全的状况，凹侧肌肉收紧缩短，凸侧肌肉受到过度拉伸，两侧肌肉的不平衡会加重躯体的旋转。在矫正姿势下，脊柱稳定运动通过具体的躯体动作调动相应肌群，从而激活、锻炼以往由于脊柱侧弯而萎缩的肌肉，改善肌肉长度和强度，恢复肌肉平衡。脊柱稳定运动包括：①松解运动，主要包括脊柱和髋关节的屈伸和旋转，目的是改善关节的活动度；②塑形运动，结合旋转成角呼吸，通过一些伸展、反旋的动作改善躯干、肩胛和头部的排列，目的是进行姿势矫正（见图4-6）；③伸展和强化运动，在塑形运动后，通过背部、腹部，甚至全身（根据运动的目的决定）肌肉的强力等长收缩，对矫正姿势进行稳定。干预的肌群主要是躯干核心肌群（见图4-7）：腹肌、竖脊肌、腰方肌、髂腰肌、背阔肌、斜角肌、胸肌等。几乎所有的运动方案都包含上述的2~3项运动。

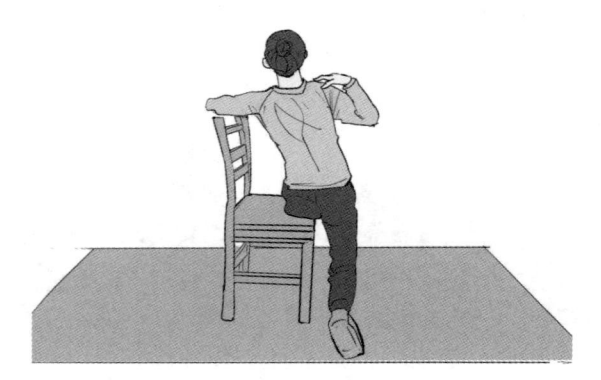

图4-6　坐位姿势矫正训练示意图

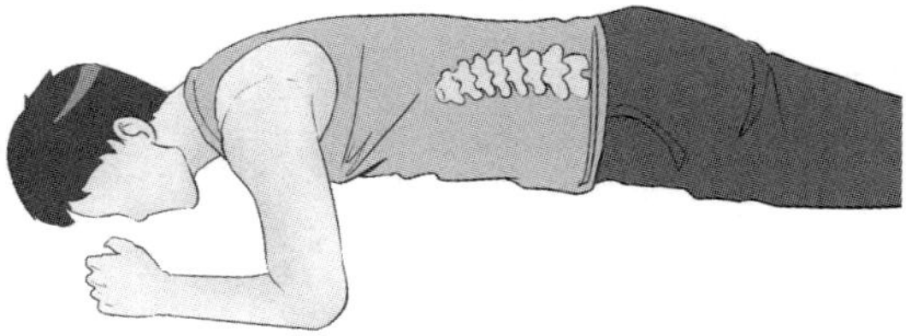

图 4-7 躯干核心肌群训练示意图

4.1.6 运动步骤

首先使身体处于矫正姿势，随后在矫正姿势下进行旋转成角呼吸和脊柱稳定运动。原则：吸气时做塑形运动，呼气时做强化运动。在达到最佳的脊柱排列时，保持躯干不动，强力收缩背部肌肉，使脊柱稳定在最理想的位置。PSSE治疗在不同的体位下都有相应的练习动作。除了独立练习外，患者借助矫正器械，如肋木架、瑞士球、练力带、撑杆，或在康复师辅助下练习，能够达到更好的矫正效果。此外，PSSE治疗强调对镜练习。在练习过程中，可以闭上眼睛，感受身体的矫正姿势，锻炼自己的本体感觉。休息放松时，也应保持矫正姿势。

PSSE治疗的1个疗程为6~8个星期。近年来，PSSE治疗尤其强调日常活动（Activity of Daily Living，ADL）的矫正练习，提倡将姿势矫正融入日常活动中。坐位时，保持后背挺直，不要背靠椅背和交叉双腿，根据身高调整桌子高度，保持脊柱直立；站立及行走时，避免足和膝盖的内外旋转；侧卧时，使凹侧向下；仰卧时，去枕平卧，在凸侧骨盆垫矫正垫，避免发生旋转等。

4.1.7 治疗效果

4.1.7.1 PSSE能够延缓侧弯进展

Cobb角的大小是影响脊柱侧弯进展的重要因素。初始Cobb角越大，患者越有可能发生进展。如果Cobb角在骨骼成熟后＞30°，那么在患者成年后，侧弯进展的可能性会更大，并且会导致严重的健康问题。PSSE能够干预患者的Cobb角，延缓甚至逆转侧弯的进展。

PSSE和一般运动疗法相比，能够减少轻度脊柱侧弯青少年患者的Cobb角，改善侧弯畸形。Noh等发现在每次60分钟、每周2~3次、3.5~4个月的干预后，常规运动治疗组（伸展运动、背部肌肉强化训练）Cobb角减少4.3°±2.1°，融合Schroth疗法和核心稳定性训练的脊柱三维矫正组Cobb角减少8.1°±4.5°，明显优于对照组。Kim等在其研究中也得出相同结论，PSSE治疗和普拉提运动，包括平衡训练（见图4-8）、核心肌群强化练习，都减少了患者的Cobb角，但是PSSE治疗因为其三维矫正的特点而更有效。长期PSSE治疗的干预效果在干预停止之后也能继续保持。Monticone等将110例特发性脊柱侧弯的青少年随机分成两组，实验组的练习项目包括主动的自我矫正（姿势）和以任务为导向（日常活动）的练习，对照组为常规练习，包括背部肌肉强化训练和本体感觉训练。干预一直持续到患者骨骼发育成熟，实验组患者的Cobb角减少4.3°，躯干旋转角（ATR）减少3.5°，对照组基本保持不变。随后1年的随访发现，这个改善的效果至少持续了1年的时间。

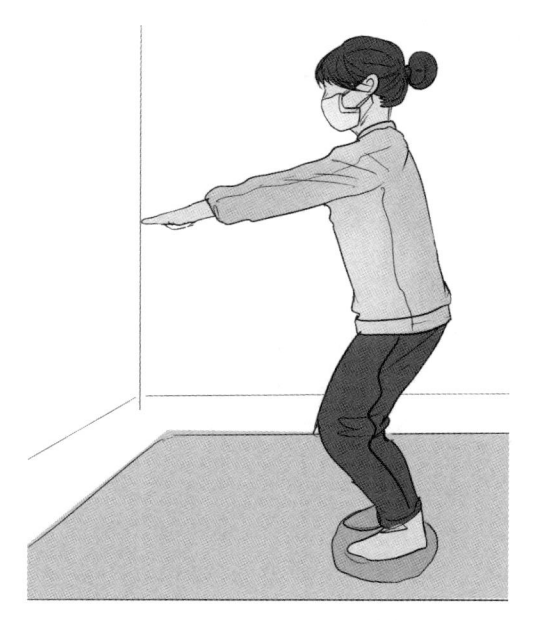

图 4-8　平衡训练示意图

PSSE联合标准疗法（随访观察或者支具治疗）与单独使用标准疗法相比，对延缓侧弯进展有更明显的治疗效果。Kwan等经过18个月的干预随访后，Schroth疗法联合支具治疗有17%的患者Cobb角改善，21%恶化，62%保持稳定；而标准治疗组有4%改善，50%恶化，46%保持稳定，差异具有显著性意义。

对于重度脊柱侧弯的患者，尤其是成年患者，一般推荐手术治疗或者支具治疗，但是研究发现对于这类患者，PSSE同样适用。Lebel报告了一位拒绝手术治疗的成年女性，在接受Schroth疗法治疗8个月后，患者的Cobb角从70°（胸椎侧凸）、48°（腰椎侧凸）分别下降到48°和33°。因此，对于某些成年重度脊柱侧弯，尤其是拒绝手术治疗的患者来说，PSSE也是一种可供选择的治疗方案，可以帮助患者推迟甚至避免手术治疗。

干预时间是PSSE治疗的重要因素。Park等在一项Meta分析中指出，为了获得明显的干预效果，患者应接受至少6个月的干预训练。此外，患者练习的依从性和正确性都是PSSE治疗的影响因素，提高患者的治疗依从性，在治疗师监督下进行正确的训练对侧弯的改善具有重要意义。

4.1.7.2　PSSE能够改善肺功能

脊柱侧弯造成的胸廓畸形、胸廓脊柱活动性下降会影响患者的心肺功能。即使在非常轻微的曲率情况下，呼吸的损伤也可能存在。PSSE中的呼吸训练能够帮助患者提高胸廓扩张度，改善肺功能。Borysov等采用Schroth最佳实践项目对中度脊柱侧弯的患者进行治疗，在为期7天、共20小时的干预后，患者的Cobb角没有明显变化，但是肺活量、躯干旋转角度都有了显著的改善。Monticone的研究验证了Borysov的结果，表明即使是短期的PSSE练习也能对患者的肺功能产生积极的影响，并且干预效果不依赖于Cobb角的改变。

4.1.7.3　PSSE能够提高生存质量

脊柱侧弯未及时治疗可能会导致身体、心理和社会问题，如身体活动受限、肌肉酸痛、自我形象受损等，影响生存质量。脊柱侧弯研究学会22项问卷表（Scoliosis Research Society 22，SRS-22）是专门用于评价脊柱侧弯患者生存质量的问卷，包括五个维度：功能、疼痛、自我形象、心理健康，以及对治疗的满意度，每个维度满分5分，得分越高表明生存质量越好。Monticone等研究发现，主动的自我矫正和以任务为导向的练习能提高轻度脊柱侧弯患者生存质量，在实验组中，SRS-22的五个维度的评分均比干预前提高>0.75分，而常规运动组无明显改变。Schreiber等发现PSSE治疗联合标准疗法与单独使用标准疗法相比，在3个月的干预后，患者疼痛维度的评分提高，6个月干预后，患者自我形象维度的评分提高。然而也有研究得出不一致的结论，Płaszewski等对青少年时期被诊断为特发性脊柱侧弯的成年人进行横断面调查，发现曾在青春期接受PSSE治疗的成年人，与仅接受随访观察的同龄人相比，成年后的生存质量、因腰背痛引起的身体残疾、心理健康水平并没有显著性差异，反而更倾向于抑郁。作者认为PSSE本身不是一项运动，而是一种治疗方式，它更苛刻、要求更高。轻度脊柱侧弯对青少年影响不大，过度干预反而会加深患者对自己身体存在畸形的认知，因此对于这类患者在选择治疗方法时应慎重。

4.1.8 疗法小结

无论是单独使用还是作为辅助疗法，对于不同程度、不同年龄的特发性脊柱侧弯患者，PSSE在减小Cobb角度、延缓甚至逆转侧弯进展等方面都能发挥一定的作用，其中对30°以下侧弯的干预效果要优于30°以上的侧弯，治疗效果和治疗时间、依从性、正确性呈正相关。PSSE还可以改善肺功能，提高生存质量。此外，PSSE没有副作用，治疗费用低，容易被患者接受。但是也有研究没有发现支持PSSE有效的证据，尤其对于轻度特发性脊柱侧弯的患者来说，过多的干预还可能会对患者的心理健康产生不良影响。

PSSE在东欧、南欧的一些国家已经被广泛认可和使用，但是北美一些国家及英国对其仍持怀疑态度。国际脊柱侧凸研究协会在指南中指出，PSSE可作为辅助疗法用来缓解疼痛等不良症状，不建议单独使用。国内近年来才开始逐渐关注PSSE，并未在临床广泛应用，脊柱侧弯的治疗主要还是依靠支具和手术方法。

近年来，国际上关于PSSE的研究，尤其以Schroth疗法为基础的干预性研究，在数量和质量上一直不断提高，研究结论大多支持PSSE的有效性。但是关于其他类型的PSSE疗法治疗效果的研究相对较少且证据等级不高。未来在该领域需要更多高质量的前瞻性对照试验来进一步说明PSSE的短期和长期效果，尤其是除Schroth疗法以外的其他疗法。同时，还应开展针对不同类型运动疗法治疗效果比较的相关研究，为患者在选择治疗方法时提供参考。此外，鉴于PSSE对轻度特发性脊柱侧弯患者的心理影响，如何对患者进行有效的整体评估从而判断干预的时机和方式也需要进一步明确，不断完善临床治疗规范，提高脊柱侧弯患者的治疗效果。

4.2 支具治疗

根据2016年SOSORT指南，支具（见图4-9）治疗脊柱侧弯的主要目标包括：①防止脊柱侧弯进展，甚至实现侧弯的部分矫正；②改善临床症状；③治疗脊柱三维畸形；④缓解疼痛，提高患者生活质量；⑤避免Cobb角进展达到手术阈值。

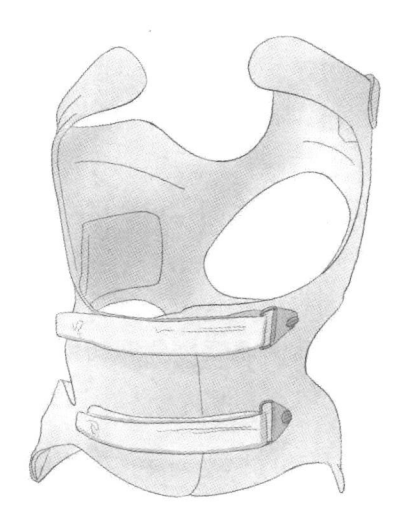

图 4-9 支具

4.2.1 支具治疗原理

支具治疗矫正脊柱侧弯的理论依据包括额面"三点力系统"、局部"力对系统"和矢状面脊柱平衡。

"三点力系统"指处于同一平面但不在同一直线的三点的受力情况，当其中一点的受力方向与另外两点相反时，根据作用力与反作用力、力的分解定律以及杠杆平衡原理，三点力相互作用而产生矫正作用。

"力对系统"由两个相反方向的力组成，它们自不同方向施加于躯干某个较宽部分，使其旋转（即局部旋转）。"力对系统"必须施加于椎骨旋转最多的顶椎水平，以实现力的最大化。正确的脊柱矢状面平衡主要取决于骨盆、最大腰椎前凸与最大胸椎后凸之间的关系。

此外，根据矢状面脊柱平衡理论，Hueter-Volkmann定律也为支具治疗提供了依据，即"骨骺受压增加，骨生长受抑制；骨骺受压减小，骨生长加速"。脊柱侧弯凸侧的椎体骨骺受到牵拉，生长加速，而凹侧的椎体骨骺生长受抑制，导致侧弯角度逐渐增大。因此，增加侧弯脊柱凸侧的骨骺压力，减小凹侧的骨骺压力，可逐步矫正脊柱侧弯。

根据每个患者因脊柱侧弯引起的身体变形情况，采用多组"三点力"，可三维矫正脊柱侧弯畸形。矫正力通过压力垫来实施，压力垫的位置、形状、大小均可影响矫正效果。

4.2.2 支具治疗的适应证和并发症

国际脊柱侧弯研究协会（SRS）指出，支具治疗适用于骨骼未发育成熟、Cobb角介于20°~45°的AIS患者。对于Cobb角＞45°的患者，支具治疗可作为拒绝手术时的替代方案，但其有效性仅有低水平证据支持。此外，近期文献报道，支具不但可阻止侧弯曲线进展，还可能促使脊柱重塑和侧弯角减小，进一步扩大了支具治疗的适应证。

支具治疗可导致一系列潜在的身体损害和心理问题。

长时间佩戴支具可导致使用者出现腰背部肌肉萎缩伴肌力下降、腰背部疼痛、肺功能降低、胸廓畸形加重、压疮和皮肤过敏等并发症，生活质量明显下降。Cheung等的研究显示，支具治疗可导致使用者出现平背畸形，伴胸椎后凸不足和腰椎前凸不足，但这些矢状位参数的改变似乎与患者生活质量下降无关。AIS患者心理问题发生率很高，患者的应激水平与病情严重程度相关，而与治疗方法无关。佩戴支具是引发和增加心理压力的因素之一，因此综合治疗还应包括对AIS患者的心理支持。

4.2.3 支具分类
4.2.3.1 颈胸腰骶支具和胸腰骶支具

根据脊柱侧弯位置高低，支具可分为颈胸腰骶支具（CTLSO）和胸腰骶支具（TLSO）。CTLSO有颈托，适用于顶椎在T7及以上水平的AIS患者，其矫正脊柱侧弯的范围可达颈椎部位，代表支具为Milwaukee支具。TLSO则适用于顶椎在T7以下水平的AIS患者，其高度仅达腋下，也被称为腋下型支具（见图4-10）。常见的有Boston支具、Charleston支具、Chêneau支具等。Boston支具为常用支具之一，其通过"三点力系统"发挥矫正作用，兼具被动力和主动力，主要用于腰弯或胸腰弯的患者，但对角度非常大的胸弯患者的矫正效果欠佳。该支具可完全隐藏在衣服下，极大提升了患者的依从性。Charleston支具是首个夜用型支具，用于身体不能向凸侧弯曲的患者。该支具使患者处于过度矫正位置，进一步减轻了侧弯凹侧椎骨终板的负荷，从而

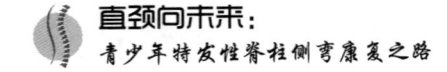

能最大限度地矫正弯曲。Chêneau支具兼具主动和被动两种矫正机制，在某些情况下，可以纠正脊柱侧弯，而不仅仅限于控制侧弯进展。

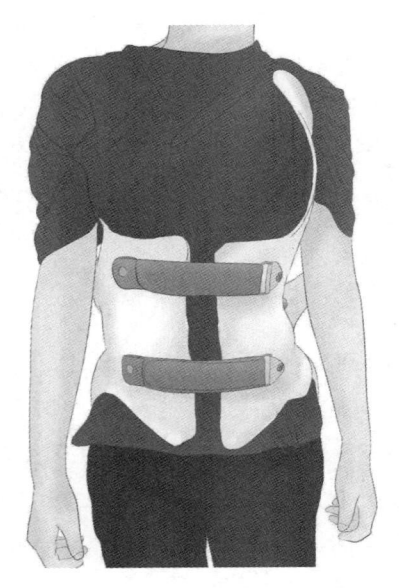

图 4-10 腋下型支具

4.2.3.2 硬体支具与软体支具

依据支具质地可将其分为硬体支具与软体支具。软体支具的代表为SpineCor支具，其设计基于生物主动反馈机制。SpineCor支具的特点在于可以提高佩戴者的运动量，且在衣物下可见度明显降低，患者依从性较高。与TLSO相似，SpineCor支具应每日佩戴22小时，直到骨骼成熟为止。但是许多证据表明，对处于快速生长期、有高度脊柱侧弯进展风险的患者，硬体支具较SpineCor支具能更有效地控制侧弯进展。

4.2.3.3　全日型支具和夜用型支具

根据支具佩戴时间可将其分为全日型支具和夜用型支具。全日型支具需每日佩戴16~23小时，常见的支具包括Boston支具、Wilmington支具、Milwaukee支具等。夜用型支具仅在睡眠时佩戴8~10小时，常见夜用型支具包括Charleston支具、Providence支具。近期一项回顾性队列研究显示，Cobb角>35°的患者应用夜用型支具同样有效。另一项相似研究的结果表明，主胸弯的AIS患者，使用Providence支具治疗者尽管其初始Cobb角较大，但他们的手术风险与使用Boston支具治疗者相近，这表明夜用型支具是全日型支具的一种可行替代物。

4.2.3.4　与计算机技术结合的支具

计算机辅助设计/计算机辅助制造（CAD/CAM）技术的发展，促进了支具的改善，使其更加精准、舒适、有效。支具制作由传统的石膏铸模改为使用激光扫描仪，结合CAD/CAM程序设计。使用CAD/CAM技术制作的支具优于传统石膏支具，其成品更轻巧舒适，提高了患者使用的依从性。基于有限元建模方法的CAD/CAM技术可以改善支具的三维平面矫正，且厚度减少50%，覆盖面减少20%，使用时更为舒适。3D打印技术同样被应用到支具制作中，通过对人体的快速3D建模，可节约取模时间，且调整方便，越来越受到医师及患者的青睐。同时，3D打印支具更为轻巧，透气性更佳。此外，在高分子记忆材料所制支具基础上，增加压力传感器、数据收集器，并结合智能手机应用程序客户端及云数据平台的新型智能支具已面世。新型智能支具可实时收集支具的受力点力值改变、最佳矫正力数值、佩戴支具时长等数据，提供个体化调整方案，从而更大限度地提高佩戴依从性和治疗效果。

4.2.4 支具治疗效果

2016年的SOSORT指南指出，评估支具治疗有效性的标准应包括以下几点：①骨骼成熟时曲线进展≤5°患者所占百分比及曲线进展≥6°患者所占百分比；②骨骼成熟时曲线＞45°患者所占百分比及被建议或实施手术的患者所占百分比；③随访时间超过骨骼成熟后2年，以确定随后接受手术患者所占百分比。SRS和SOSORT达成共识，同意将"以患者为中心的治疗结果（包含外观、残疾、疼痛、生活质量）"作为评估有效性的主要指标，而将影像学检查结果作为次要指标。2013年，一项多中心随机对照试验表明，支具治疗可以有效预防Cobb角进展至手术阈值（通常定义为≥50°）。该试验中，支具组患者每天至少佩戴18小时支具，骨骼成熟时脊柱侧弯进展至Cobb角≥50°即为治疗失败。由于支具治疗确实有效，该试验提前中止。对该研究结果的分析表明，AIS患者行支具治疗可明显降低高危患者侧弯曲线进展至手术阈值的风险。同时，支具穿戴时间越长，其矫正优势越明显。

4.2.5 影响支具治疗效果的因素

4.2.5.1 即刻矫正率

即刻矫正率（IBC）定义为（未佩戴支具时的Cobb角−佩戴支具后的Cobb角）/未佩戴支具时的Cobb角（百分

比）。IBC是预测支具治疗效果最重要的因素，但其预测治疗成功或失败的临界值尚存争议。Xu等报道，当IBC低于10%时预测支具治疗可能失败。不同方法学的系统综述研究认为，IBC是预测支具治疗成功的最有力指标。但Hawary等的系统综述研究认为，支持该结论的证据水平较低。以上研究结果存在差异的原因是采用了不同的方法学标准来量化证据水平。因此，还需开展进一步的研究来确定可预测支具疗效的IBC临界值。

4.2.5.2 患者依从性

依从性指患者遵医嘱佩戴支具的时间，有3项前瞻性研究使用支具内置传感器来监测患者的依从性。一项多中心随机对照试验研究结果为Ⅰ级证据。该研究表明，支具治疗具有剂量—效应关系，即随着支具佩戴时间延长，治疗效果提高。支具组佩戴支具时间平均为每天12.9小时的治疗成功率可达90%~93%。佩戴支具时间为每天0~6小时的治疗成功率为41%，低于观察组的治疗成功率（48%）。Sanders等的前瞻性研究显示，支具佩戴依从性与治疗是否成功密切相关。他们发现，佩戴支具每天至少14小时的患者成功率为100%，佩戴支具每天2~10小时的患者成功率为66.7%，佩戴支具每天少于2小时的患者成功率仅为55.6%。Lou等的前瞻性研究表明，支具佩戴依从性为实现治疗成功的重要因素，研究中56%±19%的患者可遵医嘱每天佩戴支具23小时。

4.2.5.3 支具治疗质量

支具治疗质量是指患者佩戴支具期间支具的松紧度。Lou等的研究通过拉紧绑带来评估支具所施加的作用力，他

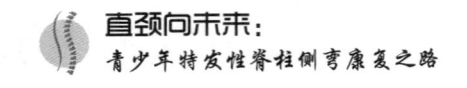

们发现支具的松紧度与支具疗效呈正相关。

4.2.5.4　初始Cobb角

尽管在脊柱侧弯的自然疾病史中，侧弯进展主要取决于初始Cobb角和生长阶段，但目前尚不清楚初始Cobb角是否与支具治疗成功与否相关。Hawary等将初始Cobb角>30°视为导致支具治疗失败的3个主要危险因素之一。一项系统综述研究显示，初始Cobb角与治疗失败不相关，而与治疗成功是否相关，目前研究证据尚不充足。

4.2.5.5　脊柱侧弯类型

Xu等进行的系统综述研究显示，脊柱侧弯类型可作为预测支具治疗成功与否的决定因素。Thompson等的研究显示，在初始Cobb角和每日支具穿戴时间相似的情况下，主胸弯的ASI患者中Cobb角进展至≥50°者的比例更高。相反，也有部分研究并未将脊柱侧弯类型确定为影响预后的重要因素。

4.2.5.6　骨骼成熟度

最常用的骨骼成熟度参数是Risser评级，其余参数有Sanders评分、年龄、初潮情况及髋臼"Y"形软骨类型。Xu等发现，支具治疗失败的患者Risser评分更低。Karol等的研究结果显示，Cobb角>30°时，Risser 0级且髋臼"Y"形软骨为开放型的患者手术风险为63.0%，而Risser 0级且髋臼"Y"形软骨为封闭型的患者手术风险为32.4%。Hawary等认为，骨骼成熟度较低是支具治疗失败的危险因素。van de Bogaart等得出结论，骨骼成熟度作为预测支具治疗成功的因素，其证据尚存争议。此外，有研究表明，Sanders评分较Risser评级能更好地预测支具治疗结果。

4.2.5.7 体重指数

体重指数（BMI）是评价人体营养状况的重要指标。一项综合研究表明，支持低BMI与矫正失败相关的证据有限，而支持高BMI与矫正失败相关的证据尚存在争议。Karol等认为，低体质量患者每日佩戴支具时间最长（每天15.7小时），依从性较好，但他们的手术风险最高（手术率为60%）；超重和肥胖患者每天佩戴支具的时间较少（分别为每天11.7小时和每天9.0小时），而他们的手术率分别为28.6%和55.6%。

4.2.6 总结与展望

支具治疗AIS的疗效确切，已在临床广泛使用，但需认识到支具治疗的局限性。临床治疗中应重视提高患者依从性，减少并发症发生，并为患者提供心理支持。基因技术的进展，将有助于探明AIS的发病机制，预测最佳治疗结果，并为患者提供更具个性化的治疗方案。运动疗法可结合支具治疗，进一步提高疗效。计算机科学、生物力学、材料学等学科的发展，将为支具治疗AIS提供更多可能，未来可为患者制作更舒适、依从性更好、性价比更高、更为美观的支具。

4.3 手术治疗

4.3.1 手术治疗概念及适应证

AIS传统手术为切口开放、以矫形内固定为核心的手术。文献所记载的融合术方法多样，包括不同的手术入路方

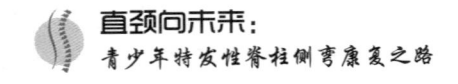

式（后路、前路或组合入路）及各类金属材料植入法。近年来，通过对术式的不断改良，微创脊柱手术已逐渐运用到临床治疗AIS中。无论何种术式，致力于干预侧弯曲度进行性加重，最大限度地保持躯干的平衡性与三维层面上稳定的畸形矫正效果，且减少长、短期并发症，纠正患者心理自卑恐惧，生活欠自理等多方面问题。通常认为，当AIS超过一定角度（45°~50°），骨骼尚未发育成熟者，当之前的治疗无效（半年内侧弯进展超过>5°者），Cobb角已超过50°者，胸椎后凸曲度偏小或过大，三维层面上的胸腰段后凸或腰椎后凸及外观明显畸形，或当AIS已引起某种临床症状，但根据之前的内外科治疗有迹象表明，病情将发生广泛进展时，是手术治疗的必要条件。然而，临床医生需个体化、全面化评估患者是否需要手术治疗，不能单纯以侧弯曲线角度大小而决定，必须根据患者年龄、性别、骨骼发育情况、侧弯分类及受累阶段的位置及数量、心肺功能及内分泌情况判断。需严格掌握手术指征，以免过度治疗或盲目手术给患者带来身体、心理及经济上不必要的伤害。

4.3.2 后路术式

1960年，Harrington脊柱侧弯融合内固定术问世，此后入路融合固定术一直是AIS手术治疗的标准术式。Harrington内固定系统治疗原理为：通过使用金属内固定装置纵向支撑及对脊柱侧弯凸侧施压进行校正。优点为有较好的纵向支撑性能，适合单纯冠状面上胸腰椎侧弯患者，矫正率达55%，术后骨融合情况良好，神经系统并发症发生率较低。缺点为无法较好地矫正矢状位或椎体旋转畸形，断棒脱钩为其主要术后并发症。

为了对Harrington内固定系统进行完善，1982年，Luque等提出脊柱内固定应是节段性在侧弯节段两侧椎板上安置"L"形金属棒，节段间椎板下钢丝横向拧紧固定。节段型脊柱内固定系统使金属棒的应力分散，断棒率因此降低；又可使节段间金属棒的作用力叠加，从而得到更大且稳定的矫正力；同时，在矢状面上的侧弯畸形得到了一定程度的纠正。然而，此系统手术复杂，耗时长，脊髓神经损伤发生率高是其主要缺点。

20世纪80年代，Cotrel Dubousset后入路多钩节段性系统诞生，它是首套以三维矫形理论为基础而研发的，亦称CD脊柱内固定系统。此系统的治疗原理：使用多个金属钩，把金属棒固定在侧弯节段的双侧椎板上，而固定装置则由两个称为DTTs的横向牵引装置构成矩形，结构稳固有力，再通过牵拉金属棒，达到去旋转作用，从而在三维层面上矫正畸形，同时免去外固定的安置，被认为是矫正脊柱侧弯内固定系统中的一次重大改良。Ameri E等报道了258名平均年龄为17.1岁的患者，远期术后随访结果发现，CD内固定治疗患者与Harrington内固定治疗患者对比，矫正率分别为66.3%、51.2%；而治疗失败率分别为5%、20.7%。前者治疗效果明显优于后者。

在过去20年里以CD内固定系统为基础对矫正内固定系统逐渐改进，第3代手轮矫形系统，如CDHorizon、TSRH、ISOLA等多钩/钉内固定系统陆续出现。从单纯的金属钩固定术式，转变为以混合动力为基础的术式（多钩和多椎弓根螺钉），之后发展全椎弓根螺钉系统。全椎弓根螺钉系统固定效果坚固可靠，需融合节段少，同时融合成功率高，不仅在冠状面畸形上有良好的矫正效果，而且对矢状面畸形的矫正取得了较大的改善，在三维层面使脊柱生理曲度恢复正常，逐渐成熟了固定手段和矫形方法，改善了患者心肺功能，降低了术中出血量和螺钉植入的失败率。

4.3.3　前路术式

前路术式原用于治疗脊柱结核的前入路融合内固定系统，是胸腰段或腰段脊柱侧弯常用且受青睐的手术方法。1969年，Dywer等率先报道此系统治疗AIS。经前路安置螺钉及钢质缆丝，可缩短融合节段水平，椎体融合成功率较高，与后路术式相比，矫正效果更好。缺点：对矢状面畸形矫正效果不佳，且固定节段易发生后凸畸形，内植物断裂率及假关节发生率均较高。近年来，由于全椎弓根螺钉后路术式的应用，前入路系统的改良不断出现，如TSRH、ISOLA、Moss-Miami等系统的出现，提高纠正率的同时，降低了相关并发症，旧式前路法已渐被淘汰。

4.3.4　微创手术

现代手术提倡微创，以减少对患者的手术创伤及降低术后不良并发率。1993年，Mack等在脊柱疾病的治疗中首次运用电视辅助胸腔镜技术。该技术如今用于治疗AIS的报道也日益增多。作为一种与前入路相似的术式，微创脊柱手术可通过前入路行肌松解、对脊柱侧弯节段行植骨融合及内固定术，并可达到与传统前、后路术式同样的治疗效果。优点：手术切口小、创伤性小、出血量少、住院周期短、患者生活质量与传统手术相比明显提高。不足之处为手术耗时长，术者学习时间长，肺功能损伤，定位欠精确等。

综上所述，AIS的病因虽尚未明确，但诊疗手段多样，且随着时代发展，技术日益成熟，医生可根据患者的具体情况个性化合理选择诊疗手段。目前，术后的短期疗效值得肯定，但长期随访的明确信息仍旧缺乏，这或许是日后深入探索的方向。

第四章视频链接

5 青少年特发性脊柱侧弯康复治疗的效果评估

5.1 康复治疗的效果和评价指标

AIS康复治疗效果的评价指标主要包括以下几个方面：

5.1.1 患者康复治疗前后Cobb角变化比较

Cobb角是衡量脊柱侧弯程度的重要参数，通过比较治疗前后的Cobb角变化，可以有效地评价治疗效果。具体来说，使用Cobb角判断疗效的方法如下：

5.1.1.1 Cobb角的测量

（1）选取站立位的全脊柱X线正位片：这是确保测量准确性的基础，因为站立位能够更真实地反映脊柱在重力作用下的状态。

（2）确定端椎：在X线片上识别出脊柱弯曲的最上方和最下方的椎体，这两个椎体称为"端椎"。端椎是弯曲部分倾斜角度最大的两个椎体。

（3）作切线并测量夹角：在上端椎的上缘和下端椎的下缘分别作切线，测量这两条切线之间的夹角，即为Cobb角。

5.1.1.2 使用Cobb角判断疗效

（1）显著疗效：如果治疗后Cobb角显著减小，通常认为减小超过5°，这表明脊柱侧弯得到了明显的改善，治疗效果显著。

（2）有效疗效：若Cobb角有所减小，但减小幅度不足5°，则表明治疗对脊柱侧弯有一定的改善作用，但效果不如显著疗效那么明显，仍属于有效治疗的范畴。

（3）疗效不佳：若Cobb角无变化或增大，则表明治疗对脊柱侧弯没有产生预期的改善效果，甚至可能出现了恶化。此时，需要重新评估治疗方案。

5.1.1.3 注意事项

（1）测量准确性：在测量Cobb角时，应确保X线片的质量和清晰度，以及测量过程的精确性，以减少误差。

（2）综合评估：除了Cobb角的变化外，还应综合考虑患者的症状改善、体态变化以及生活质量提高等方面来全面评估治疗效果。

（3）个体化治疗：脊柱侧弯的治疗应根据患者的具体情况制订个体化方案，并在治疗过程中密切监测病情变化，及时调整治疗方案。

5.1.2 躯干旋转角变化比较

ATR是评估脊柱侧弯患者椎体旋转及一侧肋骨抬起畸形程度的重要参数，与脊柱侧弯的严重程度呈正相关。在AIS的康复治疗效果评价中，ATR同样扮演着关键角色，通过比较治疗前后ATR值的变化，并结合其他评价指标进行综合分析，可以客观、准确地判断治疗效果。以下是如何使用ATR判断疗效的方法：

5.1.2.1 ATR测量方法

（1）试验准备：患者自然站立，双脚距离与肩同宽，双手自然下垂。进行Adam前屈试验，即患者缓慢向前弯腰至约90°，使脊柱充分伸展。

（2）观察与测量：观察患者腰背两侧肌肉的平衡情况，注意脊柱和肩胛骨有无不对称。使用脊柱侧弯测量尺或其他躯干旋转测量仪分别测量脊柱各段（胸段、胸腰段、腰段）的ATR角度。测量3次并取平均值，以确保结果的准确性。

5.1.2.2 ATR判断疗效的方法

（1）比较治疗前后的ATR值：记录患者治疗前后的ATR值，并进行比较。如果治疗后ATR值显著减小，说明患者的椎体旋转和肋骨抬起畸形得到了改善，治疗效果显著。

（2）结合其他评价指标：除了ATR值的变化外，还应结合Cobb角的变化、临床症状的改善以及患者的主观感受等方面因素来综合评价治疗效果。例如，如果ATR值减小的同时，Cobb角也显著减小，且患者的外观畸形、疼痛症状等均有明显改善，那么可以认为治疗效果非常理想。

（3）动态观察：在康复治疗过程中，应定期（如每3个月）测量患者的ATR值，以动态观察治疗效果的变化。如果ATR值持续减小，说明患者的脊柱侧弯正在得到有效控制；如果ATR值保持不变或增大，则需要及时调整治疗方案。

5.1.3 脊柱矢状位轴向垂直距离变化比较

脊柱矢状位轴向垂直距离（Sagittal Vertical Axis，SVA）是衡量脊柱矢状位平衡的一个重要指标，尤其在评估脊柱侧弯及其治疗效果时具有重要作用。SVA的变化可以反映脊柱矢状面的整体平衡状态，从而帮助医生判断治疗是否有效。以下是如何通过SVA判断疗效的具体方法：

5.1.3.1 SVA的定义与测量方法

SVA通常是指在站立位脊柱侧位X线片上，从颈7椎体（C7）中心铅垂线至骶1椎体（S1）后上角垂线的垂直距离。当C7铅垂线位于S1后上角后方时为负值，位于前方时为正值。SVA的正常范围一般小于5厘米，超过5厘米可能提示脊柱矢状位失衡。

5.1.3.2 SVA与脊柱侧弯的关系

脊柱侧弯不仅涉及冠状面的弯曲，还常常伴随矢状面的失衡。SVA的变化可以反映侧弯对脊柱矢状位平衡的影响。通过比较治疗前后的SVA变化，可以有效地评价脊柱侧弯的治疗效果，为制订和调整治疗方案提供重要依据。因此，在治疗脊柱侧弯时，除了关注冠状面的Cobb角变化外，还需要关注矢状面的SVA变化。

5.1.3.3 使用SVA判断疗效

（1）显著疗效：治疗后SVA显著减小，且恢复至正常范围（小于4厘米），表明脊柱矢状位平衡得到明显改善，治疗效果显著。

（2）有效疗效：治疗后SVA有所减小，但仍未完全恢复至正常范围，或者虽然仍处于异常范围但减小幅度较大，表明治疗对脊柱矢状位平衡有一定的改善作用，治疗有效。

（3）疗效不佳：治疗后，SVA无变化或增大，表明治疗对脊柱矢状位平衡没有产生预期的改善效果，甚至可能出现了恶化。此时，需要重新评估治疗方案。

5.1.3.4 注意事项

（1）测量准确性：确保X线片的质量和清晰度，以及测量过程的精确性，以减少误差。

（2）综合评估：除了SVA的变化外，还应综合考虑患者的症状改善、体态变化以及生活质量提高等方面来全面评估治疗效果。

（3）个体化治疗：脊柱侧弯的治疗应根据患者的具体情况制订个体化方案，并在治疗过程中密切监测病情变化，及时调整治疗方案。

5.1.4 疼痛评分视觉模拟评分法变化比较

疼痛评分视觉模拟评分法（Visual Analogue Scale，VAS）并不是直接衡量脊柱侧弯程度的参数，而是广泛用于评估疼痛程度的工具。然而，由于脊柱侧弯常常伴随疼痛，因此通过比较治疗前后的VAS评分变化，确实可以有效地评价脊柱侧弯治疗在缓解疼痛方面的效果。这种方法简单易行且相对客观敏感，因此在临床实践中得到了广泛应用。以下是如何使用VAS判断疗效的具体方法：

5.1.4.1 VAS评分的定义与测量方法

VAS评分是一种单维度疼痛评估量表，通常使用一条长约10厘米的游动标尺，一面标有10个刻度，两端分别代表"0"分（无痛）和"10"分（难以忍受的最剧烈的疼痛）。临床使用时将有刻度的一面背向患者，让患者根据自己的疼痛感受在直尺上标出相应的位置，医生则根据患者标出的位置为其评出分数。

5.1.4.2 VAS评分与脊柱侧弯治疗的关系

虽然VAS评分不直接反映脊柱侧弯的弯曲程度，但它能够客观地反映患者因脊柱侧弯而产生的疼痛感受。在脊柱侧弯的治疗过程中，疼痛缓解是治疗效果的重要指标之一。因此，通过比较治疗前后的VAS评分变化，可以评估治疗在缓解疼痛方面的有效性。

5.1.4.3 使用VAS判断疗效的具体方法

（1）显著疗效：治疗后VAS评分显著降低，如降低超过3分或降低至"0~2"分（根据不同的评分标准可能有所差异，但通常认为接近或达到无痛状态为显著疗效），表明治疗在缓解疼痛方面取得了显著效果。

（2）有效疗效：治疗后VAS评分有所降低，但降低幅度不足以达到显著疗效的标准。例如，VAS评分从治疗前的高分值降低到"3~5"分（轻度疼痛范围），表明治疗对缓解疼痛有一定的作用，但效果不如显著疗效明显。

（3）疗效不佳：治疗后VAS评分无变化或反而升高，表明治疗在缓解疼痛方面没有产生预期的效果，甚至可能出现了疼痛加重的情况。此时需要重新评估治疗方案，考虑是否存在其他导致疼痛的原因或调整治疗方案。

5.1.4.4 注意事项

（1）测量准确性：确保VAS评分的测量过程准确无误，避免患者因理解错误或操作不当而影响评分结果。

（2）综合评估：除了VAS评分的变化外，还应综合考虑患者的其他临床症状、体征以及影像学检查结果来全面评估治疗效果。

（3）个体化治疗：脊柱侧弯的治疗应根据患者的具体情况制订个体化方案，并在治疗过程中密切监测病情变化，及时调整治疗方案以达到最佳的治疗效果。

5.1.5　脊柱关节活动度变化比较

脊柱关节活动度是衡量脊柱侧弯程度的重要参数，通过比较治疗前后的数据，结合其他评估指标和注意事项，可以全面、准确地评估治疗效果，为患者提供个性化的康复治疗方案。以下是如何利用脊柱关节活动度来判断疗效的详细步骤和考虑因素：

5.1.5.1　脊柱关节活动度的测量

（1）评估方法。①量角器法：这是临床上常用的测量方法，通过量角器来精确测量脊柱在不同平面（冠状面、矢状面、水平面）上的活动范围。②徒手评估：医师可以通过观察患者的动作和姿势，初步判断脊柱的活动情况。

（2）测量部位。①颈椎段：前屈、后伸、左右侧弯、旋转等。②胸椎段：前屈、后伸、左右侧弯、旋转等（注意胸椎段活动范围相对较小）。③腰椎段：前屈、后伸、左右侧弯、旋转等。

5.1.5.2　利用脊柱关节活动度判断疗效

（1）比较治疗前后的数据。治疗前，详细记录患者的脊柱关节活动度数据，作为基线评估。治疗后，再次测量患者的脊柱关节活动度，并与基线数据进行比较。

（2）分析活动度的变化。如果治疗后脊柱关节活动度有所增加，则说明治疗取得了积极效果，脊柱的灵活性和稳定性得到了改善。如果治疗后脊柱关节活动度保持不变或略有下降，则需要调整治疗方案，进一步探究原因。

（3）结合其他评估指标。除了脊柱关节活动度外，还应考虑患者的疼痛程度、脊柱形态变化（如X线片或MRI检查结果）、肌肉平衡状况等评估指标。

5.1.5.3 注意事项

（1）个体差异：由于年龄、活动训练以及脊柱结构差异等因素，脊柱运动范围存在较大的个体差异，因此，在评估治疗效果时，应充分考虑患者的个体差异。

（2）动态评估：脊柱关节活动度的评估是一个动态过程，需要定期进行复查和评估，以了解治疗效果的持续性。

（3）综合治疗：脊柱侧弯的治疗通常是一个综合过程，包括物理治疗、支具治疗、手术治疗等。因此，在评估治疗效果时，应综合考虑各种治疗手段的综合作用。

5.1.6 腰腹部核心肌群肌力变化比较

腰腹部核心肌群肌力的变化是衡量脊柱侧弯治疗效果的重要参数之一。以下是如何通过比较治疗前后的肌力来有效地评价治疗效果的详细解释：

5.1.6.1 肌力与脊柱侧弯的关系

（1）脊柱侧弯的影响：脊柱侧弯通常会导致凸侧肌力相对较弱，凹侧肌肉力量相对较强。这是因为凹侧肌肉在脊柱侧弯形成过程中会缩短，而凸侧肌肉会被拉长，容易发生劳损，因此力量也会相对变弱。

（2）肌力的重要性：肌力不仅影响脊柱的稳定性，还直接影响脊柱侧弯的纠正效果。通过加强肌肉锻炼，特别是凸侧肌肉的收缩，可以纠正侧弯，改善脊柱的形态。

5.1.6.2 肌力的评估方法

（1）徒手肌力检查：这是一种常用的肌力评估方法，通过被检查者在特定的体位下，分别在减重力、抗重力和抗阻力的条件下完成标准动作，来评估肌肉的收缩力量。

（2）定量评估：借助专业的肌力评估设备，如等速肌力测定仪或量表，对肌力进行更精确的量化评估。

5.1.6.3 利用肌力判断疗效

（1）比较治疗前后的肌力：在治疗前，对患者的腰腹部核心肌群肌力进行详细评估，并记录数据。治疗后，再次进行肌力评估，并与治疗前的数据进行比较。

（2）分析肌力的变化：如果治疗后凸侧肌力明显增加，则说明治疗取得了积极效果，脊柱侧弯得到了有效的纠正。如果治疗后肌力保持不变或略有下降，则需要调整治疗方案，进一步探究原因，如是否存在肌肉劳损、康复锻炼不足等问题。

（3）结合其他评估指标：除了肌力外，还应考虑患者的脊柱形态变化（如X线片或MRI检查结果）、疼痛程度、脊柱关节活动度等评估指标，以全面评价治疗效果。

5.1.6.4 注意事项

（1）个体差异：由于患者的年龄、性别、体质等因素的差异，肌力恢复的速度和程度也会有所不同。因此，在评估治疗效果时，应充分考虑患者的个体差异。

（2）持续监测：肌力评估是一个持续的过程，需要定期进行复查和评估，以了解治疗效果的持续性。

（3）综合治疗：脊柱侧弯的治疗通常是一个综合过程，

包括物理治疗、支具治疗、手术治疗等。因此，在评估治疗效果时，应综合考虑各种治疗手段的作用。

5.1.7 脊柱侧弯研究会-22项问卷（SRS-22）生活量表评分变化比较

SRS-22是一种用于评估脊柱侧弯患者生活质量的重要工具。通过比较治疗前后SRS-22生活量表评分的变化，可以有效地评价治疗效果。以下是使用SRS-22生活量表评分来判断疗效的具体方法：

5.1.7.1 SRS-22生活量表概述

SRS-22生活量表包含22个问题，涵盖5个主要领域：功能状况/活动能力、疼痛、自我形象、心理状况以及对治疗的满意度。每个领域通过一系列问题来评估患者的相关生活质量。

5.1.7.2 SRS-22生活量表评分变化与疗效判断

（1）功能状况/活动能力。①显著疗效：治疗后评分显著增加，表明患者的日常活动能力得到了明显改善。②有效疗效：治疗后评分有所增加，但增加幅度不如显著疗效明显，表明患者的活动能力有一定程度的恢复。③疗效不佳：治疗后评分无变化或降低，表明患者的活动能力未得到改善或反而恶化。

（2）疼痛。①显著疗效：治疗后评分显著降低，表明患者的疼痛程度得到了明显缓解。②有效疗效：治疗后评分有所降低，但降低幅度不如显著疗效明显，表明患者的疼痛有所减轻。③疗效不佳：治疗后评分无变化或升高，表明患者的疼痛未得到缓解或反而加重。

（3）自我形象。①显著疗效：治疗后评分显著增加，表明患者的自我形象得到了明显改善。②有效疗效：治疗后评分有所增加，但增加幅度较小，表明患者的自我形象有所提升。③疗效不佳：治疗后评分无变化或降低，表明患者的自我形象未得到改善或反而恶化。

（4）心理状况。①显著疗效：治疗后评分显著增加，表明患者的心理状态得到了明显改善。②有效疗效：治疗后评分有所增加，但增加幅度不如显著疗效明显，表明患者的心理状态有所好转。③疗效不佳：治疗后评分无变化或降低，表明患者的心理状态未得到改善或反而恶化。

（5）对治疗的满意度。①显著疗效：治疗后评分显著增加，表明患者对治疗效果非常满意。②有效疗效：治疗后评分有所增加，但增加幅度不如显著疗效明显，表明患者对治疗效果比较满意。③疗效不佳：治疗后评分无变化或降低，表明患者对治疗效果不满意。

5.1.7.3　注意事项

（1）综合评估：在判断疗效时，应综合考虑SRS-22生活量表各领域的评分变化，而不是单一领域的评分变化。

（2）个体差异：不同患者的治疗反应可能存在差异，因此在评估疗效时应考虑个体差异。

（3）长期随访：为了更准确地评估治疗效果，应进行长期随访以观察SRS-22生活量表评分的持续变化。

5.1.7.4　结语

SRS-22生活量表评分变化是评估脊柱侧弯治疗效果的

有效工具。通过比较治疗前后各领域的评分变化，可以全面了解患者的生活质量改善情况，从而为临床决策提供可靠的依据。

5.2 康复治疗案例分析

5.2.1 案例一

患者，贾某某，女性，12岁，侧弯类型为双弯（胸椎右、腰椎左）；胸椎顶椎：T5/6，Cobb角：17°，Rot：6°；腰椎顶椎：L1，Cobb角：12°，Rot：4°。Risser分级：2级。积极给予康复治疗，包括呼吸训练、Schroth矫正体操、平衡训练、体态矫正、物理因子治疗、手法矫正、有氧训练、自我矫正（基于SEAS）、日常活动管理。治疗开始时间：2021年1月；频率：每天一次（见图5-1、图5-2）。

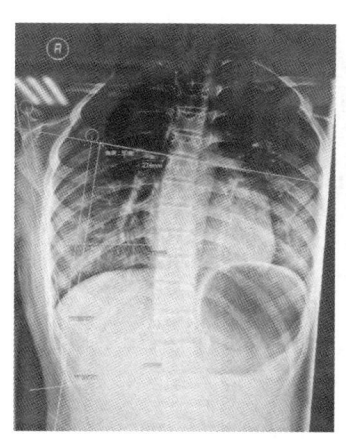

图 5-1 站立位胸椎正位 X 线片　　图 5-2 站立位腰椎正位 X 线片

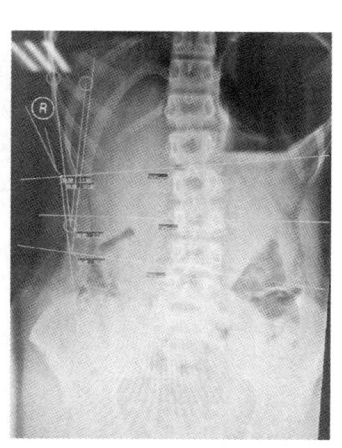

复查结果：侧弯类型为双弯（胸椎右、腰椎左）；胸椎顶椎：T5/6，Cobb角：7°，Rot：4°；腰椎顶椎：L1，Cobb角：6°，Rot：3°。复查时间：2022年5月（见图5-3）。

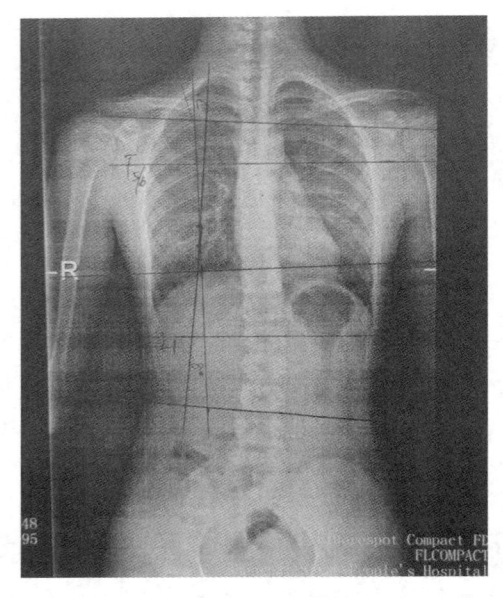

图 5-3　站立位脊柱全景正位 X 线片

5.2.2　案例二

患者，周某某，女性，11岁，侧弯类型为单弯（腰椎右）；腰椎顶椎：T12/L1，Cobb角：16°，Rot：6°。Risser分级：2级。积极给予康复治疗，包括呼吸训练、Schroth矫正体操、平衡训练、体态矫正、物理因子治疗、手法矫正、有氧训练、自我矫正（基于SEAS）、日常活动管理。治疗开始时间：2022年8月；频率：每天一次（见图5-4）。

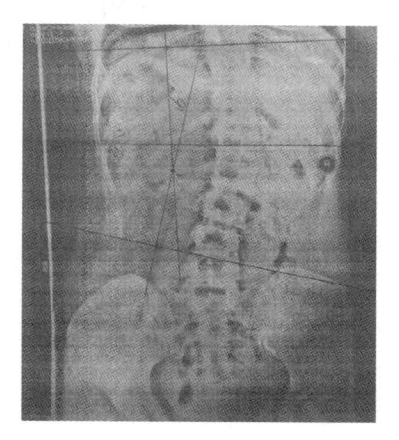

图 5-4　站立位腰椎正位 X 线片

复查结果：侧弯类型为单弯（腰椎右）；腰椎顶椎：T12/L1，Cobb角：7°，Rot：3°。Risser分级：2级。复查时间：2023年6月（见图5-5）。

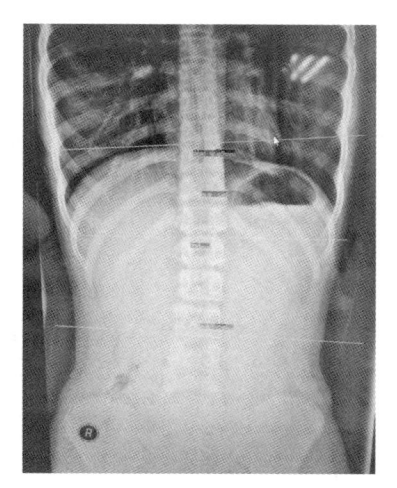

图 5-5　站立位胸腰椎正位 X 线片

5.3 康复治疗中的挑战和限制

青少年时期是人生中最为关键的一个成长阶段，不仅身体在快速发育，心理也在逐渐成熟。然而，对于一部分青少年来说，脊柱侧弯却成为他们成长道路上的一块绊脚石。脊柱侧弯，这一常见的青少年骨骼问题，不仅影响着患者的身体健康，更可能对其心理造成深远影响。在康复治疗的过程中，青少年脊柱侧弯患者及其家庭面临着诸多挑战与限制，下面我们将对此进行深度剖析。

5.3.1 面临的挑战

5.3.1.1 学习与治疗难以兼顾

青少年脊柱侧弯患者多为在校学生，他们正处于学业最为繁重的时期。每天，他们需要面对大量的学习任务和巨大的考试压力，而康复治疗则需要投入大量的时间和精力。对于这部分患者来说，如何在繁忙的学业中抽出时间进行系统的康复治疗，成为一个巨大的挑战。很多患者因为无法平衡学习和治疗的关系，导致治疗效果不佳，甚至病情恶化。

5.3.1.2 康复训练——脊柱侧弯康复中的专业考验与挑战

在脊柱侧弯的康复之路上，康复训练是不可或缺的一环。然而，对于许多患者和家庭来说，康复训练却成为一道难以跨越的坎。

挑战一：专业指导的稀缺。脊柱侧弯的康复训练并非简单的自我锻炼，它需要专业的知识和技术作为支撑。然而，普通家庭往往缺乏这方面的专业知识和经验，难以给予患者有效的指导。没有专业的指导，患者的康复训练就像是无头苍蝇乱撞，效果自然大打折扣。

挑战二：专业康复设备的缺乏。除了专业指导外，专业的康复设备也是康复训练中不可或缺的一部分。然而，有些专业的康复设备往往价格昂贵，普通家庭难以承担。没有合适的康复设备，患者的康复训练就如同巧妇难为无米之炊，难以进行下去。

挑战三：时间与精力的投入。即使患者能够接触到专业的康复设备和指导，康复训练也需要投入大量的时间和精力。对于许多患者来说，他们不仅需要面对学业的压力，还要抽出时间进行康复训练，这无疑增加了他们的负担。长时间的康复训练不仅考验着患者的毅力，也考验着他们的时间和精力。

因此，对于脊柱侧弯的患者来说，康复训练并非易事。它需要专业的指导、合适的设备以及大量的时间和精力投入。只有克服了这些挑战，患者才能在康复之路上走得更远、更稳。康复训练依赖专业指导。脊柱侧弯的康复治疗并非简单的自我锻炼，而是需要专业的设备和指导。然而，普通家庭往往难以满足这些条件。缺乏专业的康复设备和指导，患者的康复训练效果可能会大打折扣。此外，即使患者能够接触到专业的康复设备和指导，也需要定期前往医院或康复中心进行治疗，这无疑增加了患者的负担。

5.3.1.3 支具治疗——青少年脊柱侧弯康复中的"双刃剑"

在青少年脊柱侧弯的康复治疗中，支具治疗以其独特的优势，成为许多患者的首选。然而，就像任何医疗手段一样，支具治疗也并非完美无缺。它带来的不仅是康复的希望，还有一系列挑战和考验。

挑战一：并发症的困扰。支具治疗虽然能够有效矫正脊柱侧弯，但长时间佩戴却可能引发一系列并发症。比如，皮肤在支具的压迫下容易出现压迫性溃疡或压疮，这不仅让患者感到疼痛不适，还可能引发感染。此外，长期依赖支具还可能导致肌力下降，因为肌肉得不到足够的锻炼和刺激。

挑战二：功能受限的风险。佩戴支具还会对患者的呼吸功能和运动功能造成一定影响。由于支具的束缚，患者的呼吸可能变得不那么顺畅，运动时也可能感到受限。这对于正处于生长发育期的青少年来说，无疑是一个不小的挑战。

挑战三：心理负担的加重。除了身体上的不适，支具的外观也是青少年患者难以接受的一个方面。明显的支具不仅让他们在日常生活中感到尴尬和自卑，还可能引发额外的体象焦虑。这种心理负担对于患者的康复来说，无疑是一个巨大的障碍。

挑战四：舒适度的考验。支具的佩戴舒适度也是一大问题。许多患者反映，支具佩戴起来非常不舒服，甚至有种被束缚的感觉。这种负性体验不仅让患者难以坚持佩戴，还可能影响他们的治疗效果。

然而，面对这些挑战，我们并非束手无策。随着科技的进步和医疗技术的发展，可穿戴设备为支具治疗带来了新的机遇。这些设备不仅轻便易携，还能实时监测患者的佩戴情况和康复进展。更重要的是，它们的数据更易定量，为医生提供了更准确的评估依据。

当然，可穿戴设备也并非完美无缺。目前，传感器轻量化和装配价格问题仍然是亟待解决的难题。但随着医工结合和5G网络的发展，我们有理由相信，在未来的日子里，这些问题都将得到妥善解决。

总之，支具治疗在青少年脊柱侧弯康复中既有机遇也有挑战。只有充分了解并应对这些挑战，我们才能更好地利用支具治疗这一手段，帮助青少年患者重拾健康和自信。

5.3.1.4 患者依从性差

对于青少年脊柱侧弯患者来说，长期佩戴支具或进行康复训练可能会对他们的生活造成不便。支具的佩戴可能会限制他们的活动范围，而康复训练则可能占用他们原本用于休息和娱乐的时间。这些因素都可能导致患者的依从性降低，从而影响治疗效果。

5.3.1.5 心理因素影响

脊柱侧弯不仅影响患者的身体健康，更可能对其心理造成深远影响。由于外观的改变，患者可能会产生自卑、焦虑等心理问题。这些心理问题不仅会影响患者的社交和学习，还可能进一步影响他们的治疗积极性和康复效果。因此，在康复治疗的过程中，如何帮助患者克服心理问题，成为一个不容忽视的挑战。

5.3.2 存在的限制

5.3.2.1 治疗时机的限制

限制一：骨骼发育阶段的限制。治疗时机受到青少年骨骼发育阶段的影响。在青少年期，尤其是12~15岁，是脊柱侧弯治疗的最佳时期。此时骨骼尚未完全成熟，矫正效果相对较好。然而，一旦超过16~18岁，骨骼发育成熟，矫正效果可能不明显，且肋骨形态可能难以完全恢复。

限制二：侧弯程度的限制。侧弯程度也是决定治疗时机的重要因素。轻度侧弯（如Cobb角小于25°）可能仅需定期观察和监测，而中度侧弯（如Cobb角在25°~45°）则需要及时干预治疗，包括支具治疗。对于重度侧弯（如Cobb角大于45°），手术治疗可能是必要的，且手术时机需根据患者的具体情况和医生的建议来确定。

限制三：生长发育速度的限制。青少年的生长发育速度也会影响治疗时机。在快速生长期，脊柱侧弯可能进展较快，因此需要更加密切的监测和及时的治疗。

综上所述，青少年脊柱侧弯的治疗时机受到骨骼发育阶段、侧弯程度以及生长发育速度等多重因素的限制。因此，建议家长和医生密切合作，根据患者的具体情况制订个性化的治疗方案，并在最佳时机进行干预治疗。

5.3.2.2 效果因人而异

脊柱侧弯康复治疗的治疗效果方面因人而异，其限制主要体现在以下几个方面：

（1）个体差异：不同患者的骨骼发育状态、病情进展速度及对治疗的反应均存在差异。这些差异导致即使采用相同的治疗方案，不同患者的康复效果也会有所不同。

（2）伴随疾病：脊柱侧弯可能伴随先天性畸形、神经肌肉性疾病等复杂情况。这些伴随疾病会进一步影响康复治疗的效果，使治疗变得更加复杂和具有挑战性。

（3）治疗时机：治疗时机的选择也是影响康复效果的重要因素。早期发现和干预通常能获得更好的治疗效果，而延误治疗则可能导致侧弯程度加重，增加康复难度。

（4）患者依从性：患者的积极配合和依从性对于康复治疗效果至关重要。如果患者不能按照医嘱进行定期复查和调整治疗方案，或者不能坚持进行康复锻炼，都可能影响最终的康复效果。

综上所述，脊柱侧弯康复治疗的效果因人而异，受到多种因素的共同影响。因此，在制订康复治疗方案时，需要充分考虑患者的具体情况，制订个性化的治疗方案，并在治疗过程中密切监测患者的病情变化，及时调整治疗方案，以获得最佳的康复效果。

5.3.2.3 经济负担

长期的康复治疗和可能的手术治疗会给患者家庭带来一定的经济负担。对于一些经济条件较差的家庭来说，高昂的治疗费用可能会成为他们坚持治疗的障碍。因此，如何降低治疗成本，减轻患者家庭的经济负担，成为一个亟待解决的问题。

5.3.2.4 社会认知不足

脊柱侧弯作为一种常见的青少年健康问题，其社会认知度仍有待提高。部分患者可能因为未得到及时诊断和治疗而延误病情。此外，一些患者和家长对于脊柱侧弯的认知也存在误区，认为这是一种无法治愈的疾病，从而放弃治疗。因此，加强社会宣传和教育，提高人们对于脊柱侧弯的认知度，对于促进患者的治疗和康复具有重要意义。

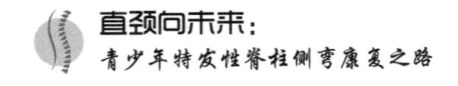

综上所述，青少年脊柱侧弯康复治疗面临着诸多挑战与限制。为了克服这些挑战和限制，需要患者、家庭、学校和社会共同努力。患者应该积极配合治疗，提高依从性；家庭应该给予患者足够的支持和关爱；学校应该为患者提供必要的帮助和便利；社会应该加强宣传和教育，提高人们对于脊柱侧弯的认知度。只有这样，才能帮助青少年脊柱侧弯患者更好地康复和治疗，让他们重新找回自信和快乐。

第五章视频链接

6 青少年特发性脊柱侧弯康复治疗的发展趋势

6.1 创新科技在康复治疗中的应用

AIS作为影响青少年健康的重大问题,不仅影响着患者的体态与外观,更可能悄然侵蚀着他们的身心健康。这需要家庭、学校和医疗机构共同关注和努力。通过加强预防、早期发现和科学治疗等措施,我们可以有效地保障孩子的身心健康。

近年来,政府部门高度重视AIS的防控工作,发布了相关技术指南和政策文件,将脊柱弯曲异常筛查项目纳入每学年或新生入学体检内容,并将筛查结果纳入学生健康档案。同时,政府还鼓励企业进行相关技术的研发,提供研发资金支持和税收优惠等条件。所以近年来,AIS的筛查和治疗在科技创新方面取得了显著进展。

智能化与数据化新技术的应用、人工智能、大数据、物联网等技术是现代科学研究的热门领域,目前已广泛应用于康复医疗领域,为临床工作提供了更好的辅助。同时,这也为AIS的诊治开辟了新的方向。脊柱侧弯的筛选和诊断智能化,帮助医生减轻临床工作量,提高诊断的准确性,减少误诊、漏诊以及测量误差，提高了工作效率。

6.1.1 筛查技术创新
6.1.1.1 人工智能筛查系统

上海交通大学附属新华医院的杨军林教授联合中山大学中山眼科中心的林浩添教授、西安电子科技大学的刘西洋教授共同研发了基于人体裸露背部外观照的脊柱侧弯人工智能筛查系统。该系统筛查准确率可达人类专家平均水平，有望用于大规模脊柱侧弯筛查，并为追踪人群脊柱侧弯变化轨迹提供可能。这一创新不仅高效便捷，还能使患者免于放射危险，在脊柱侧弯筛查领域具有里程碑式的意义，成为全球首创的大规模脊柱侧弯人工智能筛查技术。

该系统利用深度学习算法和图像处理技术，通过对人体裸露背部外观的分析，自动识别、判断脊柱的形态和侧弯情况。脊柱的异常发育会引起背部整体外观的变化，如高低肩、肩胛骨不等高和躯干左右侧轮廓不对称等，这为基于背部照片的人工智能筛查提供了可能。该系统高效便捷，患者只需提供裸露背部外观照，系统即可在短时间内完成筛查，大大提高了筛查效率。

该系统可广泛应用于学校、医院、社区等场所的脊柱健康筛查工作。特别是在学校中，该系统可以帮助学生家长和学校及时发现学生的脊柱侧弯问题，并采取有效措施进行干预和治疗。该系统在筛查青少年是否患有脊柱侧弯、确定患者是否需要治疗以及明确青少年脊柱弯曲程度所在区间等方面表现出色。其筛查准确率高，且速度要明显优于人工筛查方式。

　　该系统的开发和应用为脊柱侧弯的早期发现、诊断和治疗提供了更加便捷、高效和准确的解决方案，有助于降低脊柱侧弯的漏诊率和误诊率，提高患者的治疗效果和生活质量。而且该系统的大规模应用有望减轻医疗系统的负担，降低医疗成本，并促进医疗资源的合理分配。同时，它还有助于提高公众对脊柱健康的重视程度，推动脊柱健康知识的普及和传播。

　　随着人工智能技术的不断发展和完善，该系统将在未来得到进一步的优化和升级。例如，通过结合其他生物标志物和临床信息，实现脊柱侧弯的早期诊断和风险评估；通过开发更加智能化的随访系统，实现对患者病情的持续监测和跟踪等。这些都将为脊柱侧弯的诊疗工作提供更加全面和精准的支持。

6.1.1.2　全扫脊柱扫描仪

　　全扫脊柱扫描仪（也称脊柱扫描仪）是一种用于医学诊断的先进设备，它能够通过不同的影像学技术（如X线、MRI等）在短时间内进行从头到脚的成像，并通过三维重建技术测量Cobb角、脊柱旋转角以及骨盆和下肢力线角度，从而帮助医生评估脊柱的健康状况、诊断脊柱疾病，为治疗提供重要依据。

　　全扫脊柱扫描仪主要利用X线或MRI等影像学手段，对患者的脊柱进行扫描。其中，X线扫描是较为常用的方法之一。患者需站立面对X线发射器，拍摄正面和侧面两个角度的X线影像。MRI扫描则以其高分辨率和软组织成像能力著称，能够提供更精确的图像信息，但价格较为昂贵。

因为全扫脊柱扫描仪能够清晰显示脊柱的形态、结构和病变情况，对于脊柱侧弯、脊柱骨折、脊柱肿瘤、脊柱退行性改变等疾病的诊断具有重要意义。对于需要进行手术治疗的脊柱疾病患者，全扫脊柱扫描仪可以在手术前提供准确的脊柱形态和病变信息，有助于医生制订更合理的手术方案。同时，手术后也可以利用该设备进行复查，以评估手术效果。对于一些需要长期治疗的脊柱疾病患者（如特发性脊柱侧弯等），全扫脊柱扫描仪可以定期追踪患者的病情发展情况，为医生调整治疗方案提供依据。

全扫脊柱扫描仪是一种重要的医学诊断设备，具有全面扫描、高分辨率、准确度高和辅助诊断与治疗等优势。虽然X线扫描是必要的检查手段，但长期接受X线辐射可能会对人体造成一定损害。因此，在检查过程中应注意采取必要的保护措施，在选择和使用时，需要综合考虑患者的实际情况和医生的建议。

6.1.1.3 深度学习在脊柱侧弯筛查中的应用

深度学习，即机器通过预先设定好的训练方法模拟人脑思维方式建立深度学习模型，提取多种低层的信息并进行重组，形成更加高层的抽象信息，进行数据和属性分类。深度学习能够发现数据潜在的分布特征，得到包含多个不同层级的深度神经网络结构。深度学习模型的种类众多，其中卷积神经网络（Convolutional Neural Network，CNN）在医学影像研究中应用最为广泛，其主要通过稀疏交互、参数共享以及池化，减少参数数量，降低神经网络模型的复杂度，从而减少模型的存储需求，提高效率。深度学习的优势是利用非监督式或半监督式的算法高效提取学习特征和分层特征，代替传统手工对特征的缓慢获取，这样可以极大提高学习效率。

　　此类研究利用CNN技术，通过收集大量的脊柱影像数据，包括X线片、MRI图像或人体背部外观照片等。这些数据需要标注脊柱侧弯的类别和程度信息，作为模型的训练集和验证集。然后对收集到的影像数据进行预处理，包括去噪、增强对比度、归一化等操作，以提高模型的训练效果和泛化能力。再设计基于CNN的深度学习模型。模型通常由多个卷积层、池化层、激活层和全连接层组成，用于提取影像中的特征并进行分类判断。再使用标注好的训练集数据对模型进行训练，通过反向传播算法优化模型的参数，使其能够准确识别脊柱的形态和侧弯情况。最后使用验证集数据对训练好的模型进行评估，根据评估结果对模型进行优化和调整，以提高其准确性。可将训练好的模型部署到实际应用场景中，如医院、学校等场所，对目标人群进行脊柱侧弯的筛查和诊断。

　　基于CNN的脊柱侧弯筛查方法具有高效、准确、无辐射等优点。该方法可以在短时间内处理大量影像数据，并自动给出筛查结果和诊断建议。同时，由于无须患者进行X线等辐射性检查，因此降低了患者的健康风险。此外，该方法还可以为医生提供辅助诊断支持，提高脊柱侧弯的诊疗水平。

　　目前，深度神经网络学习研究虽然还存在多学科交叉认识不到位、智能产品可信度低、没有完整体系的智能产品、研究费用昂贵等问题，然而已有成果给社会带来的便捷、效益，乃至对推动社会向前发展具有非常重要的意义。随着科学的不断进步，技术的不断发展，深度学习方法会更加完善和精确，深度学习的人工智能技术将会对医疗行业的发展产生重大变革，将有效提升社会医疗水平，使更多的患者受益。

6.1.1.4 步态分析识别脊柱侧弯

步态分析是评估步行行为特征的重要手段，对人类生存至关重要，广泛应用于康复、临床诊断和治疗评估等领域。其基本原理是通过观察行走姿势、步态模式及身体运动来评估运动功能。在脊柱侧弯识别中，步态分析能捕捉因脊柱形态异常导致的行走姿态变化，如重心偏移、骨盆旋转等，为诊断提供关键依据。

在应用方面，步态分析可识别脊柱侧弯的异常步态特征，定量评估侧弯程度，并辅助制订治疗方案。与传统影像学检查相比，步态分析具有无辐射、高效、易操作、高敏感度等优势，适合早期筛查和诊断。

然而，步态分析也需注意个体差异，需结合其他临床评估方法，并在专业人员指导下进行。总体而言，步态分析在脊柱侧弯识别中具有重要价值，未来有望发挥更重要作用。

6.1.1.5 3D技术

研究人员创新性地开发了一种使用3D人体装配应用程序与特定紧身衣的筛查方法。针对AIS，该方法通过生成3D虚拟人体模型来评估由脊柱侧弯导致的躯干不对称情况。后又有其他研究人员设计了一种内置3D相机的表面形貌工具——

数字莫尔纹。该工具利用3D相机投射的红外光，并由电脑捕获独特图像数据，进而构建出类似莫尔纹地形图的图像以进行分析。对表面形貌扫描仪的可靠性进行的研究结果显示，该扫描仪能够评估脊柱在矢状面和冠状面的整体活动度，且无须依赖基准点或骨质标志物的识别。然而，尽管3D技术在脊柱侧弯筛查中展现出巨大潜力，但由于其需要专业设备和技术人员的支持，且相较于大规模筛查而言，检测过程较为耗时复杂，因此在实际筛查活动中还未得到广泛应用。

6.1.1.6　智能光感技术和三维扫描技术

智能光感技术在医疗领域的应用主要集中在光学测量和成像方面。它可以通过感知光线的变化来捕捉和分析物体的形状、结构等特征。在脊柱健康监测和评估中，智能光感技术可能被用于辅助测量脊柱的曲率、倾斜角度等关键指标。虽然直接应用于脊柱三维数据构建的智能光感技术细节可能较为专业且具体案例不多，但类似的光学测量原理在医疗影像和诊断中已有广泛应用。

三维扫描技术在医疗领域的应用非常广泛，特别是在脊柱外科和康复治疗中。它可以通过激光或结构光等方式，对脊柱进行高精度的三维扫描，获取脊柱的详细三维数据。这些数据对于医生来说至关重要，因为它们可以帮助医生更准确地评估脊柱的健康状况、制订手术计划或康复方案。

在医疗机构中，为了构建脊柱的三维数据，通常会结合多种传感器技术，包括但不限于智能光纤传感器、三维扫描仪、加速度计、陀螺仪等。这些传感器可以捕捉脊柱在不同方向上的运动、形变等信息。通过多传感器融合技术，可以将这些来自不同传感器的数据进行整合和分析，从而得到更加全面、准确的脊柱三维数据。目前此项技术已在临床中应用。该技术提供方采用了一种集智能光感技术、精准三维扫描技术（在医疗领域即三维扫描技术）和多传感器信息融合技术于一身的"脊柱数据采集与分析系统——三维电子脊柱测量仪"。该系统能够在短时间内（如15秒内）显示被筛查者的脊柱Cobb角数据，为医生提供精确的脊柱健康状况评估。此外，该系统还具有操作简便、无辐射、环境适应性强等优点，能够在任意环境下实现便捷筛查。

通过结合智能光感技术、三维扫描技术和多传感器信息融合技术，医疗机构能够为患者提供更加精确、个性化的治疗方案。这不仅提高了诊断的准确性和效率，还为患者的康复和治疗带来了更多的可能性。随着技术的不断进步和应用的深入拓展，这些技术将在医疗领域发挥越来越重要的作用。

6.1.1.7 智能手机在筛查中的应用

随着智能时代的到来，手机已成为人们日常生活中不可或缺的一部分。结合移动设备的摄像头和传感器技术，通过捕捉和分析患者在特定姿势下的脊柱形态数据，实现对AIS的筛查，利用智能手机的倾角仪，再添加一个应用程序和一个简单的外壳后即可进行脊柱侧弯患者的筛查。即使是在未经专业培训的父母手中，带有应用程序和外壳的智能手机也能测量AIS患者ATR。虽然此设备被认为适合在家庭中使用，但依旧存在局限性，因为此设备对于识别Cobb角≥20°的AIS具有很高的灵敏性，而对Cobb角为10°~20°的AIS筛查灵敏性欠佳，而且在未经训练的父母群体中，利用手机的倾角仪筛查AIS，会受到孩子姿势等诸多因素的影响。

6.1.1.8　便携式电子脊柱侧弯筛查设备

便携式电子脊柱侧弯筛查设备是一种先进的医疗设备，它结合了现代信息技术与医疗技术，为脊柱侧弯的筛查提供了更为便捷、准确的方法。此筛查设备是一种小巧、轻便的医疗设备，它利用先进的传感器技术和数据处理算法，能够实时、准确地测量脊柱的角度值，从而评估脊柱是否存在侧弯现象。该设备具有操作简便、测量准确、无辐射等优点，广泛应用于医疗机构、学校、体检中心等场所。

SpineScan3D（见图6-1）是一种制造成本较低的新型手持设备。使用该设备在轴向平面上评估背部的表面轮廓，记录为表面倾斜角，相当于脊柱侧弯计的ATR读数，而这些表面轮廓最近被证明有助于预测脊柱侧弯的进展。目前研究表明，SpineScan3D在测量AIS受试者的躯干旋转方面是可靠和有效的，可与脊柱侧弯计相媲美。

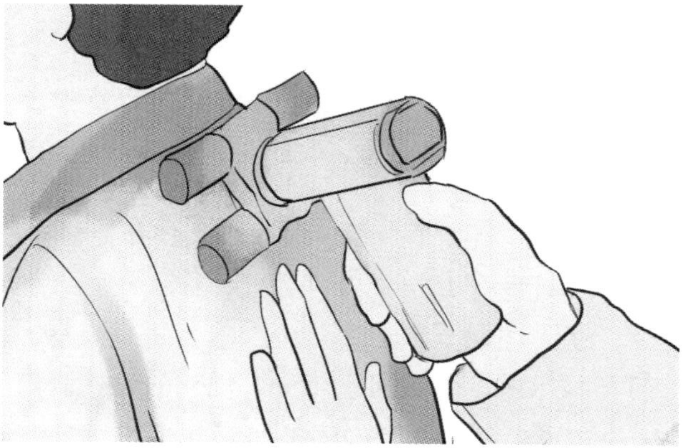

图 6-1　SpineScan3D

便携式电子脊柱侧弯筛查设备和SpineScan3D在操作上和传统脊柱侧弯计并没有太大的差别，在数据处理和准确性上有较大优势，而SpineScan3D通过表面轮廓可以预测脊柱侧弯的进展，在后续研究中有可能会取代传统脊柱侧弯计。

AIS作为一种青少年时期的常见脊柱疾病，严重影响青少年的身心健康。目前，全世界多地都在积极探寻AIS的发病机制与相关影响因素，并进行学校筛查。在筛查过程中发现，AIS的发生与遗传、地区差异、不正确的姿势和体质量具有较大关系。当前，由于AIS筛查在我国起步较晚，相关措施还未完善。为确保AIS早发现、早诊断、早治疗，避免青少年错失最佳治疗时期，AIS的早期筛查必须得到重视。相关部门应制定规范的筛查方式与筛查程序，加强对专业人员的培训，提高公众对AIS的认识。而对于筛查手段，目前在筛查过程中最主要的手段是前屈试验（Adam's实验）并配合脊柱测量仪进行初筛，将阳性患者进一步引导至专业医院进行影像学检查。同时，各国专家也在不断探索新的筛查手段，旨在找到一种更为准确且便利的方法。此外，学者们还在蛋白组学、代谢组学等方向进行探索，希望能找出一种特异性标志，快速筛选出AIS患者，这或许将是今后AIS相关研究的热点之一。

6.1.2　康复治疗技术创新

6.1.2.1　3D打印技术

3D打印技术被广泛应用于制造个性化的脊柱侧弯矫形支具。传统的矫形支具往往存在不够美观、透气性差等问题，导致患者佩戴时的舒适度降低，进而影响治疗效果。而3D打印技术可以根据患者的身体曲线和脊柱侧弯程度，通过扫描患者的身体数据，设计出完全符合患者需求的矫形支具。这种个性化的支具不仅提供了更好的矫正效果，还大大提高了患者的舒适度，使患者更愿意佩戴，从而增强了治疗的依从性。

在脊柱侧弯的手术治疗中，3D打印技术也发挥了重要作用。医生可以利用患者的CT扫描数据，通过3D打印技术打印出脊柱模型（见图6-2），用于详细规划手术步骤。这些模型可以帮助医生更直观地了解患者的脊柱结构和侧弯情况，从而制订更为精确的手术方案。此外，3D打印技术还可以用于制造手术导板和模板，进一步提高手术的精确性和安全性。在某些复杂的脊柱侧弯手术中，3D打印技术还可以用于制造定制的植入物，如特定形状和尺寸的金属棒或融合器。这些植入物可以根据患者的解剖结构进行个性化设计，从而更准确地适应患者的需求。使用定制的植入物可以减少手术时间和患者麻醉时间，提高手术的成功率，并促进患者的术后恢复。除了手术和支具治疗外，3D打印技术还可以用于制造术后康复期间使用的辅助工具。例如，定制的支撑垫或康复设备可以帮助患者更好地进行康复训练，促进脊柱的恢复和功能的恢复。

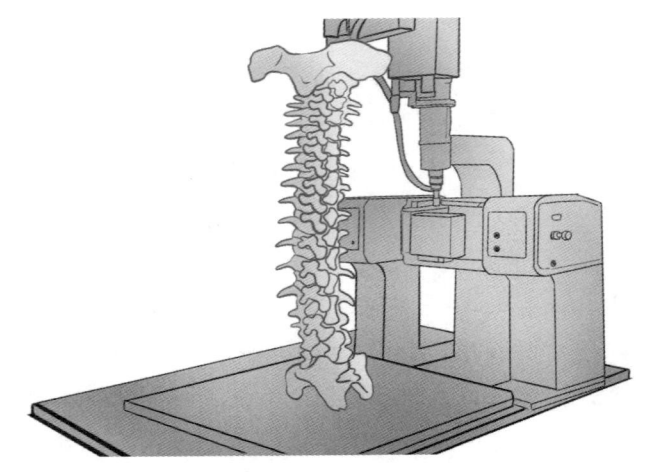

图 6-2　3D 打印技术打印出的脊柱模型

3D打印技术在脊柱侧弯的治疗中发挥了重要作用，为医生和患者提供了新的治疗选择和可能性。可视化的3D模型能够1∶1还原AIS患者的脊柱畸形形态，患者可以更加直观、明了地认识AIS，进而对疾病发展情况以及治疗方案有一定的理解，达到促进医患沟通交流的目的。大多数患者在患病时心理负担会加重，从而对疾病的预后康复带来影响。三维打印的实物模型能够为患者提供直观视觉与触觉上的感知，做到最大限度地降低患者的不良情绪，使患者能更好地配合各项医疗工作，加强医疗效果。随着技术的不断进步和应用的不断拓展，3D打印技术有望在脊柱侧弯的治疗领域发挥更大的作用。未来，我们可以期待更多创新性的3D打印技术应用于脊柱侧弯的治疗中，为患者带来更好的治疗效果和生活质量。

6.1.2.2 脊柱动力平衡技术

脊柱动力平衡技术由加拿大Khan医生领导的医疗技术研究团队，通过多年的研究和临床实践所独创。该技术基于临床研究发现，多数特发性脊柱侧弯患者的寰椎位置存在不同程度的异常。因此，该技术通过精确定位的X线拍摄和计算机诊断系统，得出个体化的治疗方案。利用可控声呐波作用于第一颈椎的位置，使第一颈椎回归原位，从而使身体结构回归平衡，达到治疗的目的。

脊柱动力平衡技术的治疗过程分为几个阶段。快速治疗阶段，将快速重建身体的平衡，激活身体自我修复的能力，患者在这个阶段可以很快减轻疼痛和其他症状。在接受脊柱动力平衡治疗后，患者通常能够很快感受到明显的疗效。大约4周后，患者身体平衡功能重建，进入稳定恢复阶段。在身体稳定阶段，治疗目的是维持脊柱于精准的平衡状态，使整个身体具备达到最佳健康状态的能力。人体的结构和功能是一个完美的统一体。当人体处于一种精准的平衡状态时，就能对生活中遇到的一切意外做出迅速的反应。维持这种平衡状态对人体健康具有重要的意义，也是脊柱动力平衡治疗的最终目标。

脊柱动力平衡技术在治疗特发性脊柱侧弯方面取得了显著的效果。该技术是一种安全、有效、无创伤治疗特发性脊柱侧弯的方法。通过该技术的治疗，患者可以显著改善脊柱的形态和功能，提高生活质量。然而，治疗的具体效果可能因个体差异而有所不同，因此应在专业医生的指导下进行个体化治疗。

6.1.3　远程智能监测评估

脊柱侧弯远程筛查测试工具，包括基于绘画的身体不对称图像、脊柱侧弯相关的风险因素评估。远程筛查技术的开发给不方便就医的患者带来了福音，家长可在家中对孩子进行风险预测评估，这在现实社会中是一个不错的选择。但该方式也存在不能与医生面对面交流的不足，从而缺乏可信度。

远程智能监测评估技术可以协助医生实时了解患者的治疗效果和锻炼成效，为患者提供个性化的康复指导。这种技术使患者在家中也能进行有效的康复训练，提高康复效果。

6.2　康复治疗与心理支持的结合

6.2.1　心理健康问题

AIS常见于青春期至成年阶段，影响青少年健康成长，严重时导致力学失衡、内脏发育受阻及心理健康问题。外观变化如肩膀不平、背部隆起等，让患者感到自卑，尤其在青少年时期，对其自尊心打击较大。社交方面，患者可能因担心被嘲笑而封闭自己，影响社交能力和未来职业发展。心理压力还可能导致焦虑和抑郁，长期疼痛和不适会加剧情绪问题。家庭支持在治疗中至关重要，但经济压力和照顾疲惫可能导致家庭关系紧张。患者还可能面临自我认同危机，对身体形象不满。康复治疗过程漫长且枯燥，支具佩戴带来的不适感和外观变化，进一步加重了心理负担。因此，除物理治疗外，还需关注患者的心理健康，提供及时的心理支持。

6.2.2 心理支持

心理支持是通过情感、关怀和理解,帮助他人缓解压力、调整情绪,并给予积极鼓励的过程。它主要包括情感安慰与理解、积极支持两方面。情感安慰与理解是建立情感连接,聆听并理解他人感受,表达关心。积极支持则是帮助解决问题,给予勇气和动力。

在生活中,人们常面临各种压力,心理支持能缓解这些压力,减轻焦虑和疲劳。它还能提高自尊心和自信心,增强应对挑战的能力,激发内在潜能,促进个人成长。

心理支持对维护心理健康至关重要,能调整情绪,避免心理问题,提升抗压能力。对个人而言,心理支持有助于减轻患者的心理负担,提高生活满意度,促进人际关系发展。对社会而言,它有利于构建和谐社会关系,提升整体幸福感,形成关怀、尊重和支持的社会氛围。

那如何提供心理支持呢?

首先是倾听和理解。在提供心理支持时,倾听和理解是非常重要的。要耐心聆听他人的倾诉,尊重其感受和观点。不打断、不评价,给予充分的表达空间,并设身处地地理解他们的感受和需求,并通过表达自己的理解和关怀,向他人传递情感上的安慰和支持。其次是给予积极的反馈和鼓励。积极的反馈和鼓励能够激发他人的积极性和动力,增强其自信心。适时地给予他人肯定和赞扬,鼓励他们勇敢面对困难和挑战,并相信他们能够克服困难,实现自我价值。最后是提供实质性的帮助。心理支持不仅仅是情感上的关怀,还包括实质性的帮助。可以向个体提供有关疾病、治疗、康复等方面的信息，帮助他们更好地了解自己的状况，并根据具体情况提供合理的建议和指导。可以协助个体制订应对挑战的策略和计划，提供必要的支持和资源，同时通过心理疏导、放松训练等方法，帮助他们缓解压力和紧张情绪。要在可能的范围内为他人提供切实的帮助，解决他们的问题和困扰。可以提供有益的建议、资源分享和合作支持，帮助他们走出困境，摆脱困扰。

6.2.3　康复治疗与心理支持的结合

脊柱侧弯患者的康复治疗与心理支持是相互依存、相互促进的，通过综合运用多种康复治疗方法，并结合有效的心理支持，共同作用于患者的恢复过程，可以帮助患者减轻症状、改善功能、提高生活质量、促进身心健康。

康复治疗对于脊柱侧弯患者来说是非常重要的。脊柱侧弯会导致患者脊柱出现弯曲畸形，进而影响患者的外观、姿势和体态。通过康复治疗，如运动治疗、物理治疗、支具治疗等，可以纠正脊柱的侧弯畸形，减轻疼痛不适，改善外观畸形，从而显著提高患者的自信心和社会适应能力，这有助于患者更好地融入社会，提高生活质量。如果得不到及时有效的治疗，可能会进一步对心肺等重要器官造成压迫和损害，引发一系列并发症。例如，严重的脊柱侧弯可能会影响呼吸功能，减少胸腔内的空间，使肺难以正常工作。通过康复治疗，可以防止侧弯进一步加重，避免对心肺等重要器官造成不可逆的损害，从而降低并发症的风险。脊柱侧弯患者可能会因为外观畸形和身体不适而产生自卑、焦虑等负面情绪。康复治疗不仅可以改善患者的身体状况，还可以通过心理疏导等方式，帮助患者建立积极的心态，提高应对疾病的能力，从而促进患者的心理健康。

心理支持在脊柱侧弯患者的康复过程中同样重要。通过心理支持，患者能够更好地认识和接受自己的身体变化，从而增强自尊心和自信心。心理辅导可以帮助患者改善社交技能，增强他们与同龄人互动的信心，建立良好的人际关系。专业的心理辅导可以帮助患者缓解焦虑和抑郁情绪，保持情绪稳定，有利于病情的康复。

所以康复治疗与心理支持在脊柱侧弯患者的康复过程中应该紧密结合，共同作用于患者的恢复。

首先要制订个性化的康复计划。在制订康复计划前，要向患者及其家人普及脊柱侧弯的相关知识，包括病因、治疗方法、预后等，帮助他们正确看待疾病，增强治疗的信心。康复计划应充分考虑患者的心理状态和需求，通过综合评估者的身体状况、心理状况和社会支持情况，制订个性化的康复治疗方案。这包括选择合适的康复方法、设定合理的康复目标以及提供必要的心理支持。在运动治疗过程中，可以结合心理辅导来帮助患者克服运动中的恐惧和焦虑，也可以鼓励患者建立自己的支持网络，包括家庭成员、朋友、同学等，他们可以提供情感支持和理解，帮助患者更好地应对康复过程中的挑战。针对患者的焦虑、抑郁等情绪问题，提供专业的心理辅导。通过倾听、理解、支持等方式，帮助患者缓解情绪压力，建立积极的心态。同时，要教导患者情绪管理技巧，如深呼吸、放松训练等，帮助他们缓解焦虑和压力。鼓励患者参与脊柱侧弯支持小组，与其他有相同经历的患者和家长交流经验，互相鼓励和支持。这不仅可以提供情感上的支持，还可以让患者学习到其他患者的康复经验和技巧。定期复查和监测脊柱侧弯的变化以及患者的心理状况非常重要，通过及时调整治疗方案和矫正策略，可以确保康复治疗顺利进行。同时，通过及时的心理支持，可以帮助患者应对康复过程中的挑战和困难。引导患者积极面对治疗，向患者解释治疗的重要性和必要性，鼓励他们积极配合医生的治疗方案。教授患者正确的康复锻炼方法，帮助他们改善身体功能和生活质量。鼓励患者保持积极的心态，相信通过治疗和努力，他们可以逐渐康复并回归正常生活。

对于康复治疗中患者产生的懈怠情绪，也可以通过各种策略来克服，以确保治疗的持续性和有效性。首先，患者应该明确康复治疗的目标和重要性。了解脊柱侧弯对自己身体和生活的影响，以及康复治疗对于改善这些影响的关键作用，可以帮助患者增强坚持治疗的决心和动力。其次，患者可以尝试将康复治疗变得有趣和多样化。虽然康复治疗的动作可能相对固定，但可以通过改变训练环境，增加音乐、视频或者游戏（见图6-3）等娱乐元素，或者结合其他运动形式来使训练更加生动有趣。这样不仅可以提高患者的参与度，还可以减少训练的枯燥感。同时，可以设定一些短期和长期的目标，并记录下自己的进步和变化。这些目标可以是与脊柱姿势相关的，也可以是与身体其他方面的改善相关的。通过定期回顾自己的进步，患者可以更加直观地看到自己的努力成果，从而增强继续治疗的信心。此外，患者还可以寻求社会支持和专业指导，加入脊柱侧弯患者支持小组或社区，与其他患者分享经验和挑战，相互激励和支持。与专业的康复治疗师或医生保持沟通，及时了解自己的康复进展和训练方案。最重要的是，要培养患者积极的心态和耐心。康复治疗是一个长期的过程，需要时间和努力才能看到显著的效果。患者应该相信自己能够克服困难，坚持治疗，并期待未来的改善和进步。家属在这个过程中也扮演着重要的角色。他们应该给予患者足够的关心和支持，鼓励他们坚持治疗，并在必要时提供帮助和监督。家属也可以与患者一起参与一些康复活动，为患者营造一个积极、健康的康复环境。脊柱侧弯患者的康复治疗确实是一个长期且持续的过程，但患者可以通过明确目标、多样化训练、设定目标、寻求支持和培养积极心态等方式来克服懈怠情绪，确保治疗的持续性和有效性。

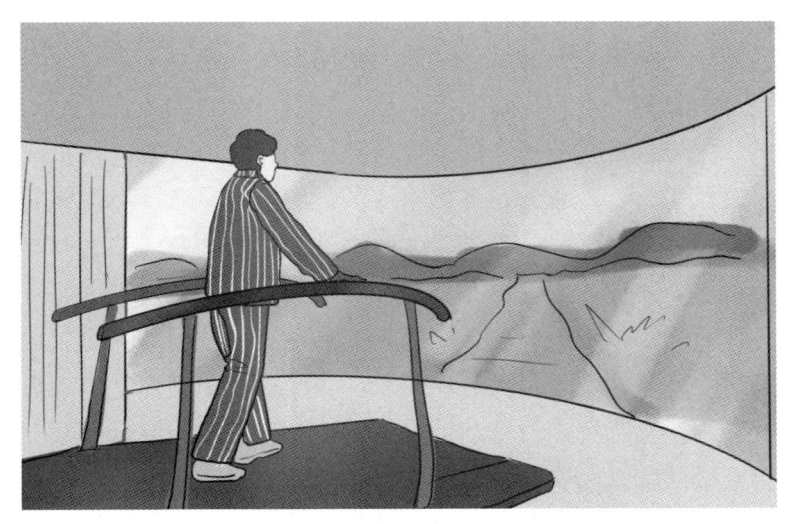

图 6-3　通过改变训练环境提升训练感受

在佩戴矫形器时，可以通过心理支持来增强患者的依从性和自信心。医生应向患者及家长详细解释佩戴支具的重要性和必要性，以及可能带来的短期不适和长期益处。通过专业的解释和指导，消除患者的疑虑和恐惧。家长应深入了解孩子佩戴支具的困难和不适，给予充分的理解和支持。通过积极的沟通，了解孩子的真实感受，帮助他们树立战胜困难的信心。随着患者的生长发育和矫正效果的变化，支具可能需要进行定期的调整和更换，家长应密切关注患者的佩戴情况，及时与医生沟通，确保支具的有效性和舒适度。引导患者正视自己的病情，理解佩戴支具是治疗脊柱侧弯的重要手段。通过积极的治疗和康复训练，患者可以逐渐恢复健康，重拾生活的信心和乐趣。

在脊柱侧弯患者的康复过程中，家庭、学校和社会也应该给予充分的支持和关注。家人和朋友的支持对于患者的康复至关重要。家人应该与患者建立良好的沟通渠道，了解他们的内心感受，给予及时的支持和鼓励，营造温暖、积极的家庭氛围，帮助患者感受到家庭的爱与支持。教师应理解和关爱脊柱侧弯学生，在课堂上给予他们适当的照顾和支持，避免因为身体差异而产生的歧视和嘲笑，鼓励同学们理解脊柱侧弯学生，促进同伴之间的互助和友爱。社会各界应该加强对脊柱侧弯患者的关注和支持，提供必要的医疗资源和康复设施。加强公众对脊柱侧弯的认知和了解，消除对脊柱侧弯患者的歧视和偏见。鼓励患者参与社交活动，与同龄人建立联系，增强社交能力。通过参与社区活动、加入支持小组等方式，患者可以与其他有相同经历的人交流经验，互相鼓励和支持。

脊柱侧弯的康复治疗是一个涉及身体、心理和社会多方面的综合过程，也是一个漫长而艰辛的过程。在康复治疗过程中，患者往往面临着身体疼痛、功能受限、生活能力下降等种种困境，这些问题不仅给患者带来身体上的痛苦，还可能导致其出现焦虑、抑郁、自卑等心理问题。心理支持在整个康复过程中扮演着不可或缺的角色。通过心理支持，我们可以帮助患者更好地应对康复过程中的心理挑战，提高康复效果，改善生活质量。我们应该重视康复治疗与心理支持的结合，为患者提供全方位、个性化的支持和治疗。同时，我们也希望广大患者和家属能够积极参与心理支持活动，共同为患者的康复努力。

6.3 个性化治疗方案的制订

6.3.1 个性化治疗方案介绍

个性化治疗方案是一种基于患者个体差异和疾病特征，量身定制的医疗干预策略。这种方案不仅考虑了患者的生理状况、疾病类型、严重程度和进展阶段，还综合了患者的遗传背景、生活习惯、心理状态、社会经济状况以及对治疗的期望和偏好等多个维度。个性化治疗的核心在于"精准"，即通过对患者个体的全面评估，找到最适合的治疗方法。

制订个性化治疗方案是一个综合、细致且科学的过程，一般包括以下六个步骤：

第一步：收集与评估患者信息。收集患者的基本信息，包括患者的年龄、性别、身高、体重等，有助于医生了解患者的生理基础。详细询问病史，包括过去的疾病史、家族史、用药史等，这些对判断患者的病情和潜在风险至关重要。进行全面的身体检查，包括基础生命体征（如血压、心率）以及针对特定病症的专项检查。根据检查结果，结合患者症状，进行病症的诊断与分类，分析致病因素，并评估病情的严重程度和危险程度。

第二步：明确治疗目标与预期效果。在明确个性化治疗方案的治疗目标与预期效果时，需要考虑患者的具体病情、身体状况、心理需求以及治疗手段的可行性等方面，对于某些疾病，如急性感染，治疗目标可能是完全治愈，即消除病原体，恢复身体健康。对于慢性疾病，如糖尿病、高血压等，治疗目标可能是控制病情，减缓疾病进展，防止并发症的发生。对于某些无法完全治愈的疾病，如帕金森病、抑郁症等，治疗目标可能是缓解症状，提高患者的生活质量，包括减轻疼痛、改善睡眠、提高精神状态等。对于晚期癌症患者，治疗目标可能是延长生存期，同时提高患者的生活质量。这需要综合考虑患者的身体状况、治疗手段的副作用以及患者的个人意愿。所有疾病的治疗都应以提高患者的生活质量为目标，这包括改善患者的身体功能、心理状态和社会功能等方面。

第三步：治疗方案的选择与比较。综合考虑患者的具体情况（如年龄、性别、病情等）、治疗方案的疗效和副作用，筛选出可能适用的治疗方案。对筛选出的治疗方案进行详细的比较，包括治疗效果、副作用、患者舒适度等，制订针对性的治疗方案，以有效缓解患者的主要症状，确保治疗方案能够有效控制患者的病情，防止病情恶化。在治疗过程中，关注患者的生活质量，尽可能减少治疗对患者日常生活的影响，确保治疗方案对患者来说是安全的，避免不必要的副作用和风险。关注患者的心理需求，提供合适的心理支持和辅导，提高治疗满意度。在制订治疗方案时，也要考虑患者的经济承受能力，选择性价比高的治疗方案。

第四步：制订个性化的治疗计划。确定是否需要药物治疗，如需药物治疗，要根据药物作用机制、剂型、化学成分等，为患者选择合适的药物，明确药物的用法用量、用药时间以及可能的不良反应。如需选择其他治疗措施，如康复治疗、手术治疗等，应根据患者的具体情况制订实施计划，制订详细的治疗时间表，并和患者做好治疗宣教，确保治疗过程有序进行。

第五步：实施治疗计划并监测疗效。要严格按照治疗方案执行，注意治疗细节，确保治疗方案的准确实施。要密切监测患者病情，及时发现病情变化，评估治疗效果。根据患者的反馈和疗效评估结果，及时调整治疗方案。

第六步：开展患者教育与康复指导。向患者及其家人提供疾病相关知识，帮助患者了解疾病的性质、治疗方法及预后。根据患者的具体情况和需求，制订个性化的康复计划。提供必要的心理支持和安慰，增强患者的信心和配合度。

个性化治疗模式已经成为现代医疗发展的重要方向之一，它在提高治疗有效性、减少副作用、提升患者生活质量、降低治疗成本、科学指导治疗过程、追踪与调整治疗结果以及全方位关注患者身心健康等方面具有显著优势。

个性化治疗方案精准匹配治疗手段与药物,有效控制疾病,减轻症状,提升患者生活质量。其优势包括:直接针对疾病根源,提高疗效;减少不必要药物使用,降低副作用;根据个体差异调整剂量,确保安全;控制症状,减少复发,增强患者信心;节约医疗资源,减轻经济负担。方案由专业医生综合评估制订,包含患者档案和治疗记录,便于跟踪调整。此外,结合生活方式、营养及心理支持等综合管理,可有效促进患者全面康复。

虽然个性化治疗有诸多优势,但是其方案的制订也面临着一些挑战。

(1)技术挑战:个性化治疗方案的制订需要收集大量的患者数据,包括病史、生理指标、基因信息等。然而,数据的获取往往受到多种限制,如患者隐私保护、数据标准化和整合难度等。在数据处理方面,需要运用先进的数据挖掘、机器学习和深度学习等技术,以揭示患者的疾病风险、治疗反应和预后等信息。这些技术的应用对计算能力和算法优化提出了更高要求。在癌症等复杂疾病中,分子靶点的识别是制订个性化治疗方案的关键。然而,肿瘤细胞的遗传变异高度复杂,多数肿瘤细胞具有多个肿瘤驱动突变基因,这使得确定有效的分子靶点变得困难。个性化治疗方案通常需要针对特定的分子靶点开发药物。然而,药物的研发周期长、投入大,且面临诸多不确定性,如临床试验的成功率、药物的安全性和有效性等。

(2)伦理与法律挑战:在数据隐私保护方面,个性化治疗方案的制订涉及大量个人健康数据的收集和使用,这些数据具有极高的敏感性,一旦泄露,可能导致个人面临歧视、就业受阻等严重后果。因此,如何在确保数据质量的同时保护患者隐私成为一个重要问题。在数据共享与利用方面,为了推动个性化治疗的发展,需要汇集来自多种来源的数据进行共享和利用。然而,数据共享面临技术、伦理和法律等方面的挑战。如何在遵守法规的同时,确保数据的合法性和安全性,是一个亟待解决的问题。

(3)经济挑战:个性化治疗药物的研发成本高昂,且治疗费用相对较高。这限制了个性化治疗的普及和应用,尤其是在发展中国家和地区。目前,许多国家的医保政策尚未完全覆盖个性化治疗,这使得患者在接受个性化治疗时面临较大的经济压力。

(4)实施挑战:个性化治疗方案的实施需要医生和患者的密切配合。医生需要根据数据分析的结果制订个性化的治疗方案,并对患者进行定期的随访和监测。患者则需要按照医生的建议改变生活习惯、配合治疗。然而,在实际操作过程中,医生和患者之间的沟通和配合往往存在困难。而且个性化治疗涉及先进的技术和设备,需要医护人员具备相应的专业知识和技能。目前,许多医护人员对个性化治疗的认识和了解不足,缺乏必要的培训和指导。

个性化治疗方案的制订面临多方面的挑战。为了推动个性化治疗的发展,需要政府、医疗机构、科研机构和患者等方面的共同努力和协作。通过加强基础研究、完善数据共享机制、推动政策扶持、加强国际合作与交流等措施,可以逐步解决这些问题,为更多患者带来希望。

6.3.2 个性化治疗方案的制订

AIS个性化治疗方案的制订过程是一个综合多方面因素、细致且个性化的决策过程。通过全面的评估、个性化治疗的选择、细致的治疗实施与调整以及康复与长期管理，可以为患者提供最有效、最安全的治疗方案。方案的制订通常需经历以下几个步骤：

（1）收集患者信息与评估。详细询问病史，了解患者的年龄、性别、侧弯发现时间、家族病史等基本信息。进行详细的体格检查，进行脊柱触诊，评估侧弯程度、旋转程度等。脊柱侧弯患者首次临床评估时必须收集个人临床病史和家族史并进行全面的医学和神经科检查。临床评估可以明确该患者是否需要进一步的影像学检查，以完成诊断，也可以为后续随访做准备。影像学检查是诊断脊柱侧弯的黄金标准。SOSORT专家一致认为，临床医生评估后再决定是否需要X线片检查，然后定期复查，以减少患者受辐射次数。影像学检查包括X线片、CT、MRI等，根据影像学检查，可以测量Cobb角、评估脊柱的柔韧性、评估Risser征等级等。

（2）明确治疗目标与预期效果。分析评估结果，根据患者的年龄、侧弯角度、脊柱柔韧性、生长发育情况等因素，综合评估患者的治疗需求和预期效果。SOSORT认为，生长期AIS综合保守治疗特发性脊柱侧弯基本目标可分为两组，即形态学和功能性，包括在青春期减少侧弯角度，预防或治疗呼吸功能障碍，预防或治疗脊柱疼痛综合征，通过姿势矫正改善躯干外观。AIS生长期保守治疗的具体目标是根据实际情况而持续变化的，需要结合患者临床状况的变化进行调整，包括绝对目标：保守治疗的最低预期目标，具体包括避免手术、改善外观、提高生活质量；主要目标：患者具体临床情况下具体治疗的"最佳目标"；次要目标：当显然无法实现主要目标时的次要目标。

早期的脊柱侧弯，经过积极的治疗，预后效果通常较好。有数据显示，早期脊柱侧弯的治疗预后可以达到98%左右。不同的治疗方法，预期效果也不同。对于轻度的脊柱侧弯保守治疗患者来说，尤其是AIS，保守治疗如运动疗法、支具治疗等往往可以有效地控制侧弯的进展。保守治疗可能使脊柱恢复到正常状态，或者至少防止其进一步恶化。而对于重度的脊柱侧弯，手术治疗可能是必要的。手术的主要目的是通过矫正脊柱的弯曲，恢复脊柱的平衡，并尽可能保留脊柱的活动节段。在经验丰富的医疗团队操作下，多数患者能够获得较为显著的改善，部分患者可以达到基本治愈的效果。手术后，患者需要积极配合医生进行功能锻炼和定期复诊，以确保术后恢复良好，防止复发或加重。一般脊柱侧弯患者术后，3个月可以跑步，6个月可以进行非接触式或接触式运动，12个月后可以参与对抗运动。但无论采用何种手术方法，大约20%的患者均不允许参加对抗性运动。

（3）治疗方案的选择与比较。根据患者信息，筛选出可能适用的治疗方案。对筛选出的治疗方案进行详细的比较，包括治疗效果、副作用、患者舒适度等。综合考虑患者的具体情况（如年龄、性别、病情等）、治疗方案的疗效和副作用，选择最适合患者的治疗方案。

特发性脊柱侧弯的保守治疗方法有很多种，主要包括定期观察（3~36个月）、PSSE、矫形支具、呼吸功能训练和体育运动等。其中，矫形支具使用率最高。根据患者信息，不同情况选择不同的治疗方案。对于侧弯角度较小（通常小于20°）、病情稳定或进展缓慢的患者，可以选择观察随访，定期拍摄X线片以监测侧弯的进展情况。对于侧弯角度在20°~45°、骨骼未发育成熟的青少年患者，支具矫正是常用的治疗方法。通过佩戴专业的脊柱侧弯矫形器，对侧弯部位施加反向挤压力，以阻止侧弯的进一步发展。支具的佩戴需严格遵从医嘱，并定期进行调整和更换。PSSE疗法可以改善脊柱侧弯患者的神经运动控制能力、呼吸功能、背部肌肉力量和躯干外观，也可以减缓脊柱侧弯的恶化和（或）降低Cobb角。SOSORT专家推荐的PSSE疗法应包含3D自我矫正、ADL、正确姿势维持、病人教育等方面的内容。物理治疗脊柱侧弯运动疗法包括：FITS疗法、DoboMed疗法、整体姿势再教育、Lyon疗法、MedX疗法、Schroth疗法、SEAS疗法和侧移疗法。运动疗法可以降低Cobb角、ATR、胸椎后凸角、腰椎前凸角以及改善AIS患者的生活质量；也可以减少冠状面上的侧移。脊柱侧弯特定训练包括多种方法，需要根据评估情况设定特定动作，选择最佳、最适合的运动方法。对于侧弯角度较大（通常超过45°）、保守治疗无效或病情持续恶化的患者，手术治疗是最后的选择。手术方式包括脊柱融合术、脊柱内固定术等，旨在恢复脊柱的正常曲线和稳定性。

（4）制订个性化的治疗计划。根据患者的具体情况和所选治疗方法，制订详细的治疗计划，包括治疗周期、频率、强度等。为脊柱侧弯患者明确治疗周期、频率和强度时，需要综合考虑患者的侧弯程度、年龄、身体状况以及治疗方法的选择。无论是脊柱侧弯特定训练还是支具治疗，都需要持续进行以达到最佳效果，应确保治疗的连续性和稳定性。对于轻度侧弯患者，脊柱侧弯特定训练通常建议每天进行，每次持续30分钟至1小时。支具的佩戴时间应根据患者的年龄、侧弯程度以及支具类型等来确定。一般来说，支具需要长时间佩戴，每天至少16~23个小时，仅在洗澡、睡觉或进行某些特定活动时脱下。PSSE的治疗强度应根据患者的身体状况和耐受能力来确定。初期可以从低强度开始，逐渐增加运动难度和强度。重要的是要保持正确的姿势和动作，避免过度拉伸或扭伤。支具的矫正力度也应根据患者的侧弯程度和身体状况来定制。支具需要紧密贴合患者的身体，以提供足够的支撑和矫正力。然而，过度的矫正力度可能会导致患者不适或影响日常生活，因此需要在医生和康复治疗师的指导下进行调整。在确定治疗周期、频率和强度时，需要考虑患者的年龄、生活习惯、心理状态等因素。例如，青少年患者可能需要更频繁和强度更大的治疗，以应对他们快速生长的身体。同时，患者的心理状态也需要关注，确保他们能够以积极的态度参与治疗过程。

（5）实施治疗计划并监测疗效。要严格按照治疗方案执行，注意治疗细节，确保治疗方案的准确实施。要密切监测患者病情，及时发现病情变化，评估治疗效果和患者的反应。根据患者的反馈和疗效评估结果，及时调整治疗方案。例如，如果支具治疗效果不佳，可能需要考虑手术治疗；

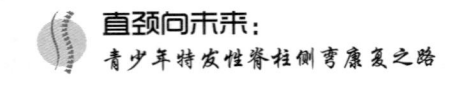

如果物理疗法有效但进展缓慢，可能需要增加治疗频率或强度。

（6）患者教育与康复指导。向患者及其家人提供疾病相关知识，帮助患者了解疾病的性质、治疗方法及预后。在治疗结束后，对患者进行家庭康复训练指导，以巩固治疗效果并促进患者康复。这包括增强脊柱周围肌肉的力量和柔韧性、改善姿势和体态、生活习惯调整等。指导患者保持良好的坐姿、站姿和睡姿，避免长时间保持不良姿势，如弯腰驼背、跷二郎腿等。合理安排孩子的书包重量，尽量选择双肩背包，避免使用单肩背包或手提包。要为患者提供心理支持，建立信心。脊柱侧弯的治疗是一个长期过程，需要耐心和坚持，家长应鼓励孩子建立积极的治疗态度，减轻焦虑和压力。对于因脊柱侧弯而产生自卑、抑郁等心理问题的孩子，应及时进行心理干预，提供必要的心理支持。还需要对患者进行定期随访，以监测侧弯的发展情况和治疗效果的持久性。适量增加身体活动和体育锻炼，如游泳、篮球、瑜伽等，这些运动有助于锻炼全身肌肉，提高身体协调性。SOSORT建议，脊柱侧弯患者经常进行体育运动，因为参与体育运动可以提高患者的社交能力和心理素质，且目前没有证据证实运动会加重脊柱侧弯患者的侧弯程度。需要注意的是，体育活动和PSSE目标不同，PSSE针对的是脊柱侧弯畸形引起的功能障碍，而体育活动更强调患者的整体健康情况。

在制订脊柱侧弯个性化治疗方案的过程中，我们强调的不仅是医疗技术的精准应用，更是对患者个体差异的深刻理解与尊重。每一位患者都是独一无二的，他们的年龄、身体状况、生活习惯乃至心理状态都是治疗方案不可或缺的考量因素。因此，个性化治疗不仅意味着治疗方法的量身定制，更体现了医学的人文关怀与温度。我们鼓励患者及其家属积极参与到治疗决策中来，与医疗团队共同讨论并选择最适合的治疗路径。同时，也强调持续随访与评估的重要性，确保治疗方案能够随着患者病情变化而适时调整，以达到最佳的治疗效果。记住，脊柱侧弯的治疗是一个长期且需要耐心的过程。它不仅关乎身体的恢复，更是心灵与意志的考验。我们相信，通过科学的个性化治疗方案，结合患者的积极配合与坚持，大多数脊柱侧弯患者都能获得显著的改善，重拾健康与自信。在此，我们呼吁社会各界加强对脊柱侧弯这一疾病的认知与关注，共同为脊柱侧弯患者营造一个理解、支持与关爱的社会环境。让我们携手努力，让每一位患者都能在阳光下挺直腰板，迎接更加美好的未来。

第六章视频链接

7 家庭支持和患者自我管理在康复中的作用

7.1 家庭支持的重要性

家庭支持主要包括以下四个方面：情感支持、疾病信息支持、生活质量支持，以及沟通支持。做好这四个方面能有效提高AIS治疗的依从性，减少患者情绪压力，促进疾病的早发现和早干预，建立良好的生活习惯，提高患者的生活质量。

7.1.1 情感支持

AIS是一种始于青春期早期的进行性脊柱畸形，发病原因不明，在女性中更常见，并且通常在青春期早期诊断出来，进展迅速。被诊断的青少年患者会面临很多问题，包括未来、工作、怀孕、治疗决策、友情维持、学校活动、厌学辍学、形象羞耻、术后疤痕等。同时，不少家长也会出现自责和焦虑的情绪，比如，为什么没有尽早发现孩子的症状，别的家长是不是做得比自己好，自己怎么能让孩子有这样的病。家庭成员的情绪碰撞极大地破坏了青少年的情感保护伞，情绪崩溃致使家庭陷入混乱迷茫。此时，家长首先需要冷静，要明确自己是孩子的指路明灯，只有自己足够坚强，才能让孩子在未来面对困境时展现坚强自信的一面。家长需要知道脊柱侧弯的发生有多种因素，应该寻求专业的医疗帮助，明确随着医疗技术手段不断更新，脊柱侧弯的问题终会有新的突破。只有家长具备坚强的心理素质，才能更好地为孩子提供情绪价值的支持，为孩子撑起情感的保护伞，整个家庭齐心协力面对治疗的整个周期。

AIS患者易产生抑郁、焦虑和自卑，家属需给予充分关爱与陪伴，消除其负面情绪，坚定其治疗信心。当孩子出现孤立逃避心理时，家长应立即陪同进行心理干预，成为孩子坚强的后盾。在日常生活中，家长应与孩子建立友谊，倾听其诉求，共同决策治疗方案。佩戴矫形支具时，家长需耐心宽慰，解释其重要性。同时，鼓励孩子正视支具和弯曲等问题，选择适合自己的服饰，不必遮掩，增强自信。脊柱侧弯可能影响孩子的自尊心和社交，家长应提供情感支持，鼓励其参与社交活动，共同参加娱乐游戏项目，让孩子身心舒畅。家长的耐心陪伴、情感支持和积极引导，对孩子积极面对脊柱侧弯、建立积极心态至关重要。

7.1.2 疾病信息支持

家长在脊柱侧弯的疾病信息支持中扮演着关键角色，需通过专业医疗机构和权威科普资料获取疾病信息，以做到早预防、早发现和早干预，并制定综合治疗决策等。家长需了解10~16岁青少年因不良的学习习惯更易患脊柱侧弯，特别是AIS，其病因尚不清楚，可能涉及脊柱生长不平衡、系统失衡、神经内分泌疾病及遗传因素。

遵循"早发现、早治疗"原则，脊柱侧弯患者应在轻、中度病程时接受康复治疗，而不是等到病情恶化。治疗方案包括：在初级阶段，手术和支具治疗不是必需的，因为它们会带来重大的风险和不适，这一阶段只需要定期观察。轻度至中度脊柱侧弯（Cobb角20°~40°）患者可通过观察、每日佩戴矫形支具16~23个小时结合运动训练进行保守治疗，适时更换支具直至骨骼发育成熟。运动疗法已成为保守治疗的最佳选择，运动可以改善肌肉失衡，选择性地加强脊柱侧弯一侧的肌肉力量，平衡两侧的肌肉力量，达到矫正姿势的目的，同时改善呼吸功能障碍和脊柱疼痛问题。Cobb角超过45°~50°时，可考虑手术干预，术前需与医生充分沟通，了解手术方案、评估和术后护理。

家长应学习在家监测孩子脊柱弯曲程度，按医生指导，4~6个月定期检查，包括X线片检查，核实侧弯情况，并根据医生建议调整治疗方案，注意病情变化并及时报告。穿戴矫形器具时，需确保孩子按时穿戴并遵循治疗计划，初期可能不适，需适应并进行皮肤护理（包括发红部位热敷和润肤露按摩，避免皮肤破损）。除了洗澡和康复治疗等特定时间外，患者应连续佩戴矫形器具至少16~23个小时，以保证治疗效果。药物治疗多为对症治疗，如背部疼痛可在医生指导下使用非甾体消炎药物。

专业医疗机构会为青少年脊柱侧弯患者做体格检查，结合影像学检查等辅助诊断，真正做到早发现、早治疗。医生会制订个性化治疗计划，并解释治疗过程，引导患者及家庭走上正确的治疗道路。因此，呼吁广大家长选择专业机构和平台进行信息咨询和治疗，确保孩子得到及时、有效的治疗和支持，共同应对脊柱侧弯的挑战，让孩子健康成长。

7.1.3 生活质量支持

AIS的临床表现和症状因侧凸严重程度及进展阶段不同而存在显著差异。AIS会造成心肺功能较差、体力活动减少、背痛和骨矿物质密度低，伴有平衡、行走和呼吸模式改变。随着侧凸严重程度的增加，对运动机能和生活质量的影响也会增加。

首先是生活环境和习惯的改善。家长应该帮助孩子养成良好的坐立姿势，无论是在家中还是在学校，确保孩子的书桌和椅子适合其身高，选购一些符合人体力学的可调式桌椅和箱式双侧拖拉书包以减少对脊柱的压力。同时，监督孩子减少长时间保持不良姿势的活动，如长时间低头玩手机，这会导致脊柱周围肌肉紧张，加速侧弯发作。限制电子屏幕使用时间，取而代之的是带孩子参加休闲放松项目，如亲近大自然的自由行。鼓励孩子参与适合其年龄和身体状况的体育活动，特别是那些有助于增强背部肌肉的活动，如游泳和瑜伽。保持健康的体重，体重过重会增加脊柱的负担，因此，维持适宜的体重对减轻脊柱不适非常重要。

其次是营养支持。脊柱侧弯的青少年多伴有骨密度低，摄入足够的钙和维生素D有助于维持骨骼健康，减缓侧弯的进展。推荐的食物包括乳制品、鱼类、豆类和绿叶蔬菜。均衡的饮食有助于获得足够的营养，包括新鲜水果、蔬菜、全麦谷物和健康蛋白质来源。蛋白质的补充离不开奶制品和牛奶的摄入。

由于高糖、辛辣的食品可能导致炎症，脊柱侧弯患者应避免或限制这类食物的摄入。家长可制订个性化饮食计划，并考虑个体的具体情况，咨询医生或营养师的意见，以满足特定的健康要求。

围绕可能导致生活质量下降的因素，治疗人员及家属可展开如下支持：首先，康复治疗师通过评估患者的情况，对于运动训练的介入，可以选择手法放松呼吸肌群，相应频率强度的肌肉弹性牵伸，有氧训练的融合，平衡步态的训练纠正，最后是运动项目的参与。其次，家庭成员对于营养支持的参与，日常饮食的补充，家庭学校的环境改造，舒适衣物鞋袜的选择和采购。辅具工程师随时调整支具的参数以保证随着患者疾病程度的变化做最科学的力学调整。社工和心理治疗师的心理引导应该贯穿疾病的始终，适时的团体大自然活动和心理分享可以很大程度上让患者找到共鸣和积极努力的方向。最后，教育机构或政府机构的青少年脊柱侧弯专业落实应该更加规范，从疾病诊断开始，治疗方案应涵盖身体结构—活动—参与，考虑每个患者的环境和个人因素，制定相应的目标和评估体系，做阶段对照，充分考虑患者生活质量和满意度。

7.1.4　沟通支持

从青少年脊柱侧弯患者的角度出发谈沟通，主要可以围绕以下三个沟通对象来讲：

（1）与学校教职工的沟通。脊柱侧弯的患者多伴有肌力下降、呼吸障碍、转移困难、心理健康等问题。与学校教职工的沟通内容如下：①说明原因后让患者所处教室尽量安排在靠近校门口的一楼。②患者存在移动缓慢的问题，可能会出现迟到现象，希望老师同学给予理解。③课间休息时间

7 家庭支持和患者自我管理在康复中的作用

适当延长,好让患者足以完成如厕。④上学和放学时段可以提供校车服务。⑤允许家长提供特制改良过的课桌椅,以缓解患者脊柱压力。⑥设立校园脊柱侧弯检测点和心理健康小屋,定期做简单的脊柱检测、健康宣讲以及为因脊柱侧弯产生焦虑问题的同学做心理疏导。

(2)与医疗卫生人员的沟通。内容如下:①脊柱侧弯的病因、表现、并发症、治疗策略等;②脊柱侧弯的筛查和诊断;③保守治疗与手术治疗的区分,如何选择;④手术并发症及解决的方案;⑤术后伤口疼痛的解决方案;⑥药物支持;⑦家庭营养支持;⑧治疗依从性。

(3)与好友亲人的沟通。青少年原本处于需要关爱呵护和尊重的阶段,因为患病的原因会产生自卑的情绪,原本的好友会因为治疗而减少见面时间,不能一起上课一起聊天,亲密度的下降会打击患者的自尊心,从而意志消沉,产生厌学心理。这时,老师可以组织同学去看望患者,或者安排时间让班级同学组织班会和患者增进感情。若患者原来积极参加校园活动的,也可以选择当前适合的活动来邀请患者重新参与。对于家人而言,家庭成员的情感支持是最必要的环节,从疾病确诊那天起,逃避和孤立症状就会随之而来,家长在安抚好自己后应该好好和孩子沟通,告知他疾病的详情,尊重他的意愿,尽一切努力给予关爱。遇到患者心情起伏时,给予冷静期,倾听孩子的想法,鼓励他们多去亲近自然、多参加户外活动。

简言之,围绕青少年脊柱侧弯的治疗策略应该是:专业医师在家属和患者同时了解疾病的情况下说明治疗的必要性，对一系列需要患者配合的步骤作解释，在患者或家属疑惑之际给予不同角度的分析，帮助他们理解和接受疾病的最佳处理方式。当然，鉴于青少年与家长之间因年龄与人生阅历的差异而可能产生的认知冲突与理解分歧，专业医师应该就常见问题做不同方案的备选。诊断和治疗对青少年和父母的影响，可能会促使临床医生考虑更多地使用心理和沟通干预措施来支持心理健康和参与青少年及家属的治疗全周期。

鉴于青少年脊柱侧弯患者这一特殊群体，身体和心灵本身未趋于成熟，面对双重打击难免会处于崩溃迷茫的境地，这时，来自家人的情感支持、来自疾病信息的支持、来自全社会机制下的生活质量保证和来自家人、朋友、老师的积极沟通支持给患者带来希望和指引，让我们朝着最好的结局共同努力。

7.2 患者自我管理的方法和技巧

青少年面临一个身体发展快速的特殊阶段，此时肌肉骨骼系统不完全成熟，极易受外界因素影响。目前，临床治疗AIS的手段较多，如运动疗法、物理治疗、支具矫形及手术矫形等，这些治疗手段皆可改善病人的侧弯度数，抑制疾病的发展。除了临床治疗外，病人的自我管理行为同样重要，良好的自我管理行为有利于疾病的控制，缩短恢复时间。下面将对脊柱侧弯患者自我管理的几个方面做详细的介绍。

7.2.1 教育相关因素的自我管理

处于青少年时期的患者由于学习经常需要花费大量时

间坐在书桌前或者屏幕前，慢慢地，不正确的姿势会引起脊柱肌群的疲劳和不对称，会逐渐改变脊柱的生物力学结构，导致脊柱形状的改变和下背痛的发生。研究也表明，沉重的书包将导致后背部负荷增大，影响脊柱侧弯患者的平衡和肺功能。另一个常见问题是每日屏幕的使用时间过长，包括使用电脑、电视、手机等，过度的屏幕使用时间经常伴随静坐行为和缺乏身体活动，对青少年肌肉健康和骨质健康有害。由于新型冠状病毒感染大规模流行的影响，大多数学生逐渐习惯上网课或使用电脑完成作业，增加了屏幕使用时间，减少了户外活动时间。根据《中国青少年体育活动指南》的推荐标准：6~17岁青少年每周屏幕使用时间应控制在2小时以内，为了降低青少年脊柱侧弯的风险，我们建议限制静坐行为的时间（即屏幕使用时间），教育部门应呼吁减少线上教育，减少在校学生不必要的书本数量，以及设计符合人体工学的书包来减少后背部负荷。作为脊柱侧弯的青少年应时刻保持良好的读写姿势，或将沉重的书包改成可双侧拖拉箱式结构，利用控制设备使每周屏幕使用时间少于2小时，鼓励青少年患者多参与户外活动，更多地去享受阳光与大自然。

7.2.2 心理干预的自我参与

脊柱侧弯会影响青少年的身体机能，体型的变化会诱发负面的心理反应。自我感知的身体形象和自尊受到负面影响，患有脊柱侧弯的青少年报告了不同程度的心理障碍，例如抑郁和焦虑。心理困扰可能会进一步发展为可诊断的精神疾病，在某些情况下可能导致患者自杀。同时，在该类患者中很明显的社交孤立和回避可能会加剧青少年的心理健康问题。新的医疗模式强调社会—心理—护理与疾病物理治疗的重要性，因为患者的社会心理状态会影响他们的身体治疗依从性和生活质量。

患有脊柱侧弯的青少年比成人脊柱侧弯人群更容易出现心理问题，需要有效的社会心理干预来支持青少年的心理调整，适应他们的脊柱侧弯状况以及相关物理治疗。作为患者本人及家属应该正视自己的心理诉求，去当地青少年机构或者医疗机构定期进行心理干预。心理干预通常包括：①应对策略训练的心理教育干预，可以提高青少年在患有脊柱侧弯时的希望、自我意识和疾病特异性生活质量。②参加身体意识培训、依从性监测和咨询，可以提高患者对治疗的依从性及成功性。③参加基于正念的干预，可以改善人们对自我同情、情绪调节、减少感知压力和增强支撑依从性的积极影响。④基于网络的心理教育计划已被证明可以提高青少年对脊柱侧弯的认识和积极理解。

越来越多的心理和社会干预元素显著提高了青少年的应对技巧和社会心理结果，越来越多的证据支持社会心理干预的重要积极作用。积极的作用包括支持人们的心理调整和适应、改善心理健康和促进坚持物理治疗的动力。心理社会干预措施在AIS患者中通常是可行和可接受的，通常有脊柱侧弯的青少年需要多参与一系列干预计划，通过对负面情绪的疏导，与心理咨询师交流心理或身体变化，可以为下一阶段物理治疗提供依据，也是患者病情控制过程中很重要的自我管理方法，完全符合社会—心理—护理与物理治疗的新医疗模式。

7.2.3 营养物质的自我管理

青少年日常生活习惯包括久坐、睡眠减少、营养选择等，这些问题均可导致骨代谢失衡，引起骨质减少和骨质疏松。牛奶和乳制品富含大量的营养，如蛋白质、维生素D、钾元素等，这些营养物质已被证明对骨骼健康和骨密度非常有益。日本一些研究表明，青少年牛奶摄入量与骨强度之间存在正剂量反应关系，提倡每日摄入400毫升或更多的牛奶。研究报道，30%的脊柱侧弯患者骨质减少，中国居民的膳食结构中牛奶和乳制品消耗水平处于较低水平，因此，增加牛奶和乳制品的摄入量是促进骨骼健康和预防AIS的重要方法。同时，脊柱侧弯患者的维生素D水平低于正常人群，并且大多数患者的甲状旁腺激素和降钙素浓度较低，微量元素异常。在患者自我管理中进一步考虑饮食的定量和定性方面问题，调整激素平衡，对于预防骨质发育障碍至关重要。以下是一些营养的建议与参考：

（1）钙和维生素D：钙是骨骼的主要矿物质，而维生素D有助于钙的吸收。患者应确保饮食中包含充足的奶制品、绿叶蔬菜、豆类和鱼类，同时，适当晒太阳以自然产生维生素D。

（2）高纤维食物：全麦谷物、新鲜水果、蔬菜和豆类等高纤维食物有助于维持健康的体重，减轻脊柱压力。

（3）Omega-3脂肪酸：这种脂肪酸具有抗炎作用，可以在鲑鱼、亚麻籽和核桃等食物中找到，有助于减轻脊柱侧弯患者的不适。

（4）蛋白质：蛋白质是修复组织和维持肌肉功能所必需

的，应通过肉类、鱼类、豆类和坚果等食物来保证充足的蛋白质摄入。

（5）控制糖分和避免不良饮食习惯：高糖食品可能导致炎症和体重增加，应限制或避免摄入。同时，应减少咖啡因和过量盐分的摄入，因为它们可能对骨骼健康产生不利影响。

（6）保持水分：充足的水分摄入有助于加快代谢，排除身体无用物质，更好地吸收有益的营养物质。

7.2.4 自我肌筋膜放松技术

虽然下背痛和AIS之间的关系尚未明确，但脊柱侧弯青少年中下背痛的患病率往往高于没有脊柱侧弯的青少年，非特异性下背痛（由肌筋膜、关节损伤引起）最为普遍。肌筋膜系统可以看作一个连续体，如果肌筋膜系统受到干扰，筋膜僵硬和紧绷会导致脊柱结构功能障碍和疼痛。AIS患者往往由于姿势不平衡使腰背部发力不均衡，一侧筋膜组织高张力导致疼痛。肌筋膜松解术是一种无疼痛的徒手治疗技术，对肌肉和筋膜施加压力以软化和拉伸肌筋膜复合体，旨在恢复最佳长度、减轻疼痛和改善功能。

自我肌筋膜放松是一种由个人使用按摩工具（泡沫滚轴、球、棒）在疼痛不适的部位，如脚、臀肌、腘绳肌、背部或颈部滚动或推揉而自我放松的技术手段。该方法可以自己操作，而不需要专业人员或第二个人操作，对于患者而言，可随时随地完成且操作性更强。

研究表明，姿势控制、被动肌筋膜松解或自我肌筋膜松解的手法介入，可能对减少Cobb角有改善作用，并有助于减轻疼痛和僵硬。利用肌筋膜松解来改善姿势控制可能会对下背痛和改善脊柱侧弯有正面影响，有助于减缓脊柱的病理曲线的进展和减轻疼痛，从而获得更好的生活质量。

7.2.5 矫形支具使用的自我管理

根据SOSORT指南，矫形支具治疗在改变自然发展史和预防脊柱侧弯曲度进展方面是有效的。患者佩戴矫形支具的依从性决定了患者治疗的成功与否，所以佩戴支具是至关重要的。通常建议患者每天佩戴16~23小时，直到骨骼发育成熟，对于青少年来说，可能持续2~5年，甚至更久。为了保证最大程度上控制畸形，防止更大的曲度进展，确保更低的手术失败率，患者在自我管理中应严格执行矫形支具的使用。

脊柱侧弯矫形支具是治疗轻度至中度脊柱侧弯的非手术方法之一。支具必须由专业技师根据患者的具体情况量身定做，以确保合适的矫正效果和舒适度。初次佩戴支具时，患者可能会感到不适，需要一段时间适应，家长和医疗团队应提供必要的支持和指导。患者通常需要每天佩戴16~23小时以上，包括睡眠时间，除非洗澡或进行体疗等活动。但是多数研究统计，对于5~9岁的患者，佩戴矫形支具是十分具有挑战性的，因为外观的影响，穿衣的限制以及矫形支具本身的重量问题，使用支具的依从性不高。患者应定期（如每半年）进行复查，以评估支具的矫正效果并调整支具。随着患者的成长，支具可能需要定期更换以适应身体的变化。应密切观察支具佩戴可能引起的皮肤问题或其他不适，并及时处理。患者和家长应接受教育，了解脊柱侧弯和支具治疗的重要性，并提供心理支持以应对治疗过程中可能遇到的挑战。支具治疗方案应根据患者的侧弯进展情况和发育状态进行个性化调整。如果支具治疗效果不佳，侧弯角度继续增加，可能需要考虑手术干预。

脊柱侧弯矫形支具的日常维护和清洁非常重要，可以保障其正确的矫正效果和使用寿命。使用温水和中性肥皂或沐浴露清洁支具表面，去除汗渍和污垢。清洁后，使用毛巾彻底擦干支具，特别是金属部件和连接处。可以使用微热的吹风机辅助干燥，但要注意不要过热，以免支具变形或材料损坏。对于尼龙搭扣和柔软的部分，可以轻柔地处理，以免损伤。避免使用酒精或其他溶剂直接清洁支具。避免将支具直接暴晒在阳光下，因为强光可能会损坏材料。存放支具时，应选择将其放置在干燥通风处，避免潮湿导致霉变。定期检查支具的各个部件，确保没有裂缝、断裂或磨损，特别是固定带和调节机制。如果支具有任何损坏或性能改变，应立即停止使用，并联系专业人员进行维修或调整。

7.2.6　运动训练的参与

目前，对于青少年脊柱侧弯的保守治疗以一般运动项目或物理治疗性运动项目配合有氧、抗阻、核心训练、施罗斯、SERS训练为主。所有的运动训练都需要专业人员的科学评估后制订训练计划，循序渐进，持之以恒，在一定频率和强度的积累下能使患者的身体结构改善，提高患者的满意

7 家庭支持和患者自我管理在康复中的作用

度和生活质量。

7.2.6.1 剧烈运动

研究强调了剧烈的体力活动对正常发育儿童骨骼发育的关键作用。骨骼会不断适应肌肉收缩产生的负荷以及运动过程中更高的负荷冲击，因此，剧烈运动被认为可以促进骨骼积累和骨骼结构优化，改善骨量和骨强度，尤其在负重部位。剧烈的体力活动还会产生更广泛的生理效应，从而对骨骼发育产生积极影响。针对年龄较小和青春期早期少年儿童的研究，已将体力活动不足确定为脊柱侧弯的风险因素。青春期早期是骨质快速转换的时期，也是通过体力活动最大限度增加骨骼的最敏感时期。对于因遗传或其他因素而面临脊柱侧弯风险的儿童，在此期间如果参与剧烈、高强度的体力活动较少，可能会加剧骨骼发育、骨量和骨质量等问题，增加疾病严重程度或患脊柱侧弯的风险。

世界卫生组织建议青少年每天进行60分钟的中等强度至剧烈的体育活动，包括每周至少3次加强肌肉和骨骼的剧烈活动，以有益于身体、认知和情绪健康，如跑步、跳舞、慢跑等。每天在传统训练的基础上增加6~12分钟的负重训练对身体将产生巨大的正面影响。①在开始进行运动之前，要根据患者的性别、年龄、疾病持续时间和生活习惯等因素制订个性化的运动处方。这将使选择适当的训练方法成为可能。②为了在康复训练中达到最佳的恢复效果，实时监测患者的身体机能并控制训练的时间和持续时间非常重要。有效训练的关键是在一定时间内进行高质量的锻炼，而不是简单地延长训练时间。③最好在患者年轻、病情较轻时进行康复治疗，遵循"早发现、早治疗"的原则。④AIS主要归因于脊柱两侧的肌肉力量不对称。为防止因肌肉力量不足或不平衡而导致的脊柱侧弯，建议青少年定期进行核心稳定性训练。

7.2.6.2 有氧结合抗阻训练

在患有特发性脊柱侧弯的青少年中，有氧和阻力训练相结合比仅进行有氧训练的类似训练方案更能改善功能性运动能力和多重呼吸结局。患有特发性脊柱侧弯的青少年对有氧和阻力联合训练的反应比仅对有氧训练的反应更积极。益处在呼吸功能、最大吸气压、呼气峰值流量和功能运动能力的测量中是显而易见的。每次锻炼都从10分钟的热身（伸展运动和有氧低强度步行）开始，然后在跑步机上以最大心率的60%~80%进行30分钟的有氧运动，之后是10分钟的阻力训练（0.5千克沙袋置于手腕和脚踝处）和10分钟的放松（低能量消耗的有氧运动，如低能量行走和仰卧时进行的放松技巧）。

7.2.6.3 脊柱侧弯特定性体操

脊柱侧弯特定性体操（Physiotherapeutic Scoliosis-Specific Exercises，PSSE）主要适用于轻、中度AIS患者，其适用标准为：Cobb角10°~40°的骨骼未成熟患者，其中轻度侧弯（Cobb角10°~25°）可单独使用PSSE干预，中度侧弯（Cobb角25°~40°）需联合支具治疗以延缓侧弯进展。研究表明，规范化的PSSE训练可显著改善脊柱对称性（通过调整凹侧肌群强化与凸侧挛缩组织拉伸实现）并降低Cobb角，早期干预可使60%以上患者的侧弯稳定在非手术范围内。此外，PSSE通过三维呼吸技术（如肋间肌与膈肌协调训练）优化胸廓活动度，从而改善肺功能及生存质量。

PSSE的核心干预机制包括：①生物力学矫正：基于脊柱分型（如C型/S型）设计个性化动作，如胸椎右凸患者需强化左侧肌群拉伸及右侧肌力训练，结合Schroth体操中的"门框拉伸""侧卧抬腿"等三维动作矫正脊柱旋转。②运动控制与稳定性训练：通过平板支撑、桥式运动等核心稳定训练平衡脊柱受力，并利用旋转成角呼吸技术增强本体感觉。③日常姿势管理：指导患者在行走时保持挺胸抬头以维持脊柱自然曲度，避免弯腰、突然转身等增加脊柱负荷的动作。④抬举重物时，采用屈髋屈膝姿势，利用下肢力量替代背部发力。

训练规范要求：①专业评估与监督：需由康复医师或物理治疗师进行分型评估（如采用PUMCH分型系统），避免错误动作加重侧弯。②频率与周期：建议每周进行3~5次系统性训练，联合远程康复技术实时监测动作规范性，持续6个月可观察到Cobb角改善高峰（实验数据显示远程指导组6个月改善幅度显著优于传统模式）。③长期联合干预：对Cobb角>25°者需夜间佩戴Boston支具，每3~6个月复查全脊柱X线片以调整方案。

7.2.6.4 核心训练

核心稳定练习可增加脊柱肌肉的力量，提高生活质量，并减少AIS患者的ATR和疼痛。核心稳定练习不会显著改善肺活量测定测试参数和外周肌肉力量（股四头肌和握力），但会显著改善AIS患者的吸气和呼气肌肉力量以及感知觉，正确启动呼吸肌群而改善呼吸功能。

建议每天在传统脊柱侧弯运动的基础上进行半小时核心稳定练习,这可以改善AIS患者的呼吸肌力量和感知觉。核心练习包括平板支撑、侧平板支撑和桥式运动。对于脊柱侧弯患者来说,进行平板支撑和侧平板支撑时,应特别注意动作的准确性和安全性。以下是一些基本的指导原则:

平板支撑:开始时,俯卧在瑜伽垫上,双肘弯曲,手掌置于肩膀下方。脚尖着地,身体抬起形成直线,收紧腹部肌肉,保持头部、颈部和脊椎呈一直线。避免腰部下沉或翘起,确保整个身体重量均匀分布在前臂和脚趾之间。保持这个姿势,根据自己的能力逐渐增加时间,但不要超过医生或物理治疗师的建议时长。

侧平板支撑:侧躺,下方的手臂弯曲,手掌放在肩部下方,肘部直接位于肩膀正下方。上方的手臂可以放置在身体侧面或向前延伸,以帮助保持平衡。腿部伸直,上方的腿可以放在下方腿的上面,或者两者并排。抬起髋部,使身体从脚踝到肩膀形成一条直线。保持腹部肌肉紧张,确保脊柱中立,不要让腰部下沉或扭转。同样,根据个人能力保持姿势,逐步增加时间。

桥式运动(见图7-1):执行桥式运动时,应确保身体从肩膀到膝盖形成一条直线,脚掌平放于地面,臀部向上提升。在上升过程中,应着重使用臀大肌和腹部肌肉,以避免过度依赖腰部力量。此外,保持颈部放松,避免用颈部的力量拉扯脊柱,以免造成不必要的压力。

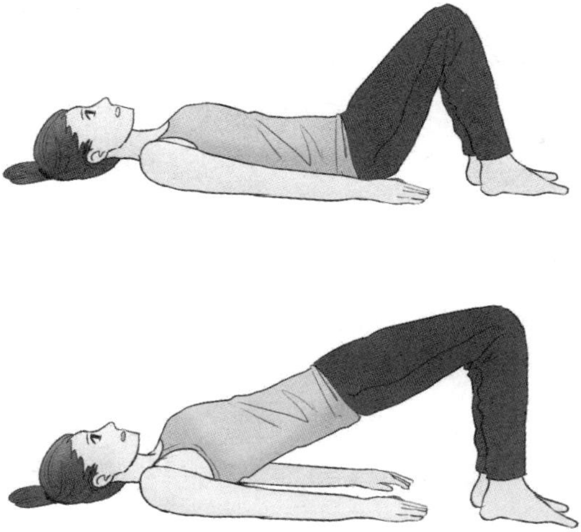

7 家庭支持和患者自我管理在康复中的作用

图 7-1　桥式运动

在进行这些练习之前，脊柱侧弯患者应该咨询专业的医生或物理治疗师，以获得个性化的指导和调整。特别是在动作范围和强度上，需要根据个体的具体情况进行适当调整，以免造成伤害或加剧侧弯。此外，动作执行过程中应保持平稳的呼吸，避免屏气。

7.2.6.5　施罗斯和普拉提练习

施罗斯和普拉提练习包括：①对于胸部脊柱侧弯患者的治疗，包括胸椎矫正、悬吊、拉伸弱侧（脊柱侧弯曲线的凹侧）、坐着在瑞士球上，加强背部肌肉和侧面伸展（凹侧）。②对于腰椎侧弯患者的练习，包括腰椎矫正、侧举骨盆、悬吊、伸展弱侧（脊柱侧弯的凹侧）、加强背部肌肉和侧伸展（凹侧）。③对于胸腰椎侧弯或双重脊柱侧弯（包括胸腰椎侧弯）患者的练习，包括基本矫正坐姿、镜子前自我矫正练习、吊挂、伸展弱侧（脊柱侧弯的凹侧）、加强背部肌肉和胸腰椎矫正。施罗斯训练的持续时间为30分钟，然后继续进行普拉提练习，也持续30分钟。普拉提练习分为以下几类：脊柱和躯干强化练习、脊柱和躯干伸展练习以及肢体强化和伸展练习。施罗斯训练三维运动方法被证明对降低脊柱侧弯患者的Cobb角和疼痛、改善外观、改善腰部不对称和降低侧凸高度具有显著效果。此外，据报道，普拉提运动可以通过脊柱节段运动改变躯干的活力，减少非结构性脊柱侧弯患者的Cobb角，减轻疼痛，对姿势产生积极影响，并改善生活质量。

7.2.6.6 基于运动的矫正疗法

基于循证医学的脊柱侧弯特定性运动疗法是青少年特发性脊柱侧弯的一线保守治疗手段，由国际脊柱侧弯矫形与康复治疗学会（SOSORT）于2011年发布的临床指南正式纳入推荐。具体而言，PSSE包含多种系统化训练流派，其中脊柱侧弯科学练习方法（SEAS）和德国施罗斯疗法（Katharina Schroth Method）是两大核心体系。SEAS强调通过神经肌肉控制实现三维自我矫正与脊柱稳定性训练，而Schroth疗法则以旋转成角呼吸技术为核心，结合姿势感知重建和肌力平衡调整。对于Cobb角＜40°的轻、中度AIS患者，PSSE可作为独立干预方案，延缓侧弯进展（平均每年减少3°~5° Cobb角）、改善肺功能及体态对称性。北京协和医院2025年的随机对照试验表明，远程指导的SEAS训练患者6个月内Cobb角改善幅度显著优于传统门诊模式。针对生长高峰期（Risser

征≤2级）且Cobb角≥25°的进展型AIS患者，SOSORT指南推荐PSSE与矫形支具联合应用，支具佩戴时长需达18~23小时/天以抑制侧弯力学恶化。研究显示，联合治疗的成功率可达72%，较单一疗法提升约30%。相较于单纯支具或随访观察，PSSE在改善疼痛（VAS评分降低40%）、纠正体态失衡（躯干旋转角减少≥50%）及提升心理健康（SRS-22生活量表评分提高15~20分）方面具有显著优势，尤其对青春期患者的自我形象重塑具有积极意义。

青少年作为脊柱侧弯的高发群体，其治疗难度体现为由于脊柱侧弯病程较长，脊柱侧弯的临床症状会对青少年患者的生理、心理产生一定创伤，患者负性情绪可能会干扰其治疗及康复阶段的依从性。在明确了这些问题后，为了追求更好的康复结局，需要千万家庭和国家教育卫生机构的共同努力，充分发挥监督、管理、传播、指导的作用。

7.3 社会资源和支持利用

对于AIS，患者及其家庭可以获得多种社会资源和支持，以下是一些可用的资源和支持途径：

7.3.1 政府支持和投入

特发性脊柱侧弯患者在我国得到了政府的政策和资金支持，这些支持主要体现在以下几个方面：

7.3.1.1 政府政策和资金支持

政府出台了一系列政策来支持脊柱侧弯的早期筛查、治疗和康复工作。例如，《"健康中国2030"规划纲要》将儿童、青少年脊柱健康作为重点关注问题，并推动全国范围内的学生脊柱弯曲异常定期筛查制度化和常态化。此外，政府还通过财政投入和税收优惠政策等措施，鼓励企业和个人参与脊柱侧弯康复事业的发展。

政府投入大量资金和资源支持相关研究和发展，为脊柱侧弯康复领域的发展提供有力支持。政府设立了专项资金用于脊柱侧弯筛查项目，并对相关技术人员进行培训，以提高服务能力。

一些地方政府也采取了类似的措施，例如，广西壮族自治区政府为特发性脊柱侧弯的筛查和干预提供政策支持和必要的资金保障，浙江省计划建立儿童脊柱诊疗中心。

中国残疾人协会等组织也通过公益项目为残疾人患者提供手术费用资助，患者最高可获得5万元资助。

7.3.1.2　税收优惠和财政投入政策

（1）增值税免税政策：根据《关于增值税几个税收政策问题的通知》（财税字〔1994〕60号），从1994年1月1日起，供残疾人专用的矫形器免收增值税，其中包括脊柱侧弯矫形器。这意味着AIS患者使用的矫形器可以享受增值税免税的优惠政策。

（2）健康扶贫政策：在巩固拓展脱贫攻坚成果同乡村振兴有效衔接的过程中，政府加强了对因病致贫返贫风险人群的常态化健康帮扶，包括脊柱侧弯在内的健康预防政策，并且在财政投入方面列入年度预算。这表明政府在财政上对特发性脊柱侧弯患者给予了一定的支持。

（3）政策性优惠贷款贴息：一些企业在脊柱侧弯手术领

域取得了显著增长，并获得了与政策优惠贷款贴息相关的政府补助。虽然这是针对企业的政策，但反映了政府在脊柱侧弯治疗领域的财政支持态度。

尽管政府已经采取了一些措施，但我国在脊柱侧弯治疗和康复方面仍存在短板。例如，医疗资源分布不均，特别是在农村和中西部地区，导致部分患者无法获得及时有效的治疗。此外，专业人才短缺也是一个问题，尤其是在经济欠发达地区。例如，有报告指出，政策支持力度有限，相对于其重要性和紧迫性来说，支持力度仍有待加强。此外，公众对脊柱侧弯的认识仍然不足，预防和早期干预的意识不够强。因此，未来需要进一步完善相关政策，加大财政投入，并加强公众教育以提高对脊柱侧弯的认识和预防意识，以改善AIS的治疗和康复条件。

7.3.2 公众教育意识提升

提高公众对脊柱侧弯的认识和预防意识是关键。可以通过媒体、网络、社区等平台开展健康教育活动，普及相关知识。然而，尽管近年来公众的关注度有所提高，但总体上公众对脊柱侧弯的认识仍然不足，预防和早期干预的意识不够强。

要通过公众教育和意识提升来支持AIS患者，可以采取以下措施：

（1）加强教育和宣传：通过各种渠道，如媒体、网络、社区等平台，普及脊柱侧弯的相关知识，提高公众对脊柱侧弯的认识和预防意识。学校、家庭和社会各界应共同参与，尤其是学校应将脊柱健康纳入课程，开展健康教育活动。

（2）早期筛查和检测：将脊柱侧弯筛查纳入中小学健康体检中，并定期进行脊柱侧弯的体检筛查，做到早发现、早治疗。政府和学校应制定脊柱健康监测制度，对形体姿态异常的学生进行提醒教育，并及时检查。

（3）增强家长和教师的意识：家长和教师需要了解脊柱侧弯的基本知识，以便更好地支持患者。学校应提供相关指导，帮助教师理解和支持患有脊柱侧弯的学生。

（4）心理支持和社会支持：为患者及其家庭提供心理支持，帮助他们适应疾病带来的挑战。建立支持小组，让患者能够从其他面临类似问题的人那里获得支持。

（5）多学科协作：促进康复、骨科、体育、健身等领域的协作，共同推动脊柱健康理念的普及和康复技术的发展。

通过这些措施，可以有效提高公众对特发性脊柱侧弯的认识，促进早期发现和治疗，从而改善患者的健康状况和生活质量。

7.3.3 医疗资源配置

特发性脊柱侧弯患者在医疗资源配置方面面临多重挑战，主要包括以下几个方面：

（1）医疗资源分布不均：我国的医疗资源在城市和农村之间、东部沿海地区和中西部地区之间分布不均，导致一些地区的脊柱侧弯患者无法获得及时有效的治疗和康复服务。这种不均衡的资源分配使偏远地区的患者难以接受高质量的医疗服务。为了优化医疗资源分布，特别是在农村和中西部地区，提高AIS的治疗和康复服务，可采取以下措施：

①强化县域内医疗卫生资源统筹和布局优化：根据《关于进一步深化改革促进乡村医疗卫生体系健康发展的意见》，应加快县域优质医疗卫生资源扩容和均衡布局，推动重心下移、资源下沉。

②改革完善乡村医疗卫生体系运行机制：通过体制机制改革，健全适应乡村特点、优质高效的乡村医疗卫生体系。

③提高农村地区医疗保障水平：通过政策引导和资金扶持，促进优质医疗资源向基层医疗机构和农村地区倾斜。这将有助于缩小城乡之间的医疗差距，确保农村地区的患者也能获得必要的治疗和康复服务。

④整合农村卫生资源：按照区域卫生规划和完善农村三级卫生服务网功能要求，优化配置农村卫生资源，提高资源利用效率。这意味着在农村地区，应加强县级医疗卫生资源的整合，提升整体医疗服务水平。

⑤持续加强西部地区县级医院能力建设：推动省市优质医疗资源支持县级医院发展，不断提升县级医院管理水平和医疗服务能力。这将有助于提升中西部地区县级医院对AIS的诊疗能力。

⑥积极协调相关部门对西部地区医疗卫生事业发展的支持力度：推进优质高效医疗卫生服务体系建设，改善西部地区医疗卫生机构设施设备条件。这将为AIS患者提供更好的治疗环境和设备支持。

⑦加强医疗保障水平：根据《关于进一步深化改革促进乡村医疗卫生体系健康发展的意见》，政府正在逐步提高县

域内医保基金用于乡村医疗卫生机构的比例，并在医保报销目录中增设农村地区适宜的卫生服务项目。这将有助于解决农村患者因经济原因无法获得及时治疗的问题。

⑧推广非手术治疗方法：AIS的非手术治疗包括康复治疗和支具治疗等，这些方法在早期可以减缓畸形发展，改善不良结局，降低手术率。例如，PSSE已被证明能有效改善患者的脊柱功能，减轻疼痛，并且费用不高，易于接受。

⑨开展普查和早期诊断：通过普查和早期诊断，可以及时发现并干预AIS患者，避免病情恶化。例如，对农村中小学生进行脊柱侧弯的普查及早期诊断，有助于早期发现并采取相应措施。

（2）专业人才短缺：尽管在一些经济发展较好的地区有专业的脊柱侧弯治疗团队，但相对于庞大的患者群体来说，专业人才仍然短缺。这限制了脊柱侧弯康复领域的发展。为了解决这一问题，政府和相关机构正在加强脊柱侧弯康复领域的人才培养，提高专业人才的数量和质量。具体措施包括设立相关专业、开展培训课程、引进国外优秀人才等。此外，还强调培养具有国际视野和专业素养的脊柱侧弯康复人才，加强与国外医疗机构的交流合作，引进先进的康复理念和技术。

（3）技术规范性不足：与发达国家相比，中国在脊柱侧弯治疗和康复方面的整体技术规范性不足，限制了技术的创新与推广。为了解决这一问题，应积极引进国外先进的治疗方法和技术，并结合我国的实际情况进行创新和规范化。此外，数字化和智能化技术的应用也是未来发展的方向。例如，人工智能技术在脊柱侧弯的诊治中取得了一定的进展，实时监控系统和传感器技术可以监测患者生理情况和佩戴的依从性，优化治疗效果。这些技术的发展为脊柱侧弯的治疗提供了新的可能性。远程康复作为一种新型康复方法，通过电信和信息技术连接专业物理治疗师与患者，可以实现实时同步、异步或两者结合的康复干预。这种方法在新型冠状病毒感染疫情期间显示出优势，能够减少面对面康复服务的成本，减轻工作人员的压力和患者的经济负担。

（4）经济负担：脊柱侧弯的筛查和治疗费用较高，特别是在低收入和中等收入地区，患者及其家庭往往需要承担较大的经济负担。

尽管面临诸多挑战，但通过政府支持、社会力量参与以及传统医学与现代技术的结合等多种措施，特发性脊柱侧弯患者的医疗资源配置正在逐步改善。

7.3.4 社会支持体系

社会支持对于脊柱侧弯患者的心理健康非常重要。研究表明，社会支持可以提高患者的生活质量，并在面对困难时提供保护。然而，目前社会对脊柱侧弯患者的支持有限，需要更多的服务和支持项目来满足他们的需求。

AIS患者的社会支持体系包括多个方面，涵盖了心理、教育、经济、政策和社会支持等多个层面。

（1）心理支持：心理支持也是患者康复过程中不可或缺的一部分。患者可以通过专业的心理咨询师进行心理评估和疏导，帮助他们了解自己的心理状态，学会应对负面情绪和压力。心理干预与优质护理相结合的方法被证明可以显著改善特发性脊柱侧弯患者的心理状态。例如，上海市长征医院的研究表明，通过心理干预和优质护理，患者的身心健康得到了显著改善。团体治疗和个人咨询是提供心理支持的重要手段。这些方法帮助患者控制疼痛、表达情绪（尤其是愤怒）并提升自尊心，从而减少心理不适。特别是在手术前，这种心理支持对于建立患者和家属之间的信任至关重要。此外，支持小组对脊柱侧弯的患者非常有益，他们可以从其他面临类似问题并克服困难的患者那里获得支持。

特发性脊柱侧弯患者的心理健康支持项目有哪些？

特发性脊柱侧弯患者的心理健康支持项目包括多种干预措施，旨在改善患者的心理状态和医学应对方式。以下是一些具体的支持项目：①心理干预联合优质护理：研究表明，对AIS患者实施心理干预联合优质护理可以改善其心理状态和医学应对方式。②认知行为干预：认知行为干预被用于改善脊柱侧弯矫形术患者的焦虑心理。通常常规护理外加认知行为干预，可以有效缓解患者的焦虑情绪。③"歌是最甜的药"心理健康关爱项目：该项目通过举办主题沙龙活动，聚焦脊柱侧弯患者的心理健康需求，邀请骨科医生、心理咨询师和声乐专家共同参与，为患者提供心理支持。④舞蹈形体训练：舞蹈形体训练不仅可以矫正脊柱侧弯，还能提高患者的自信心和心理健康，缓解因脊柱侧弯带来的焦虑和抑郁情绪。⑤整合身心精神与社会支持护理：这种护理方式强调家长的支持和鼓励，帮助青少年树立信心，并通过康复锻炼、姿势调整、饮食管理和疼痛管理等手段促进患者的整体健康。⑥JI方法的心理治疗：JI方法专注于创造一个有利于心理稳定的环境，通过运动中的积极参与来增强患者的心理稳定性和运动参与度。研究显示，该方法能显著提高患者的心理稳定性和运动参与度。⑦团体治疗和个人咨询：通过团体治疗和个人咨询为脊柱侧弯患者提供心理支持，帮助他们控制疼痛、表达情绪并提升自尊心。特别是在手术前，心理援助对于建立患者和医生之间的信任至关重要。

（2）教育与科普：通过各种渠道加强脊柱侧弯的科普宣传，提高公众对脊柱侧弯的认识和预防意识，利用媒体、网络、社区等平台开展健康教育活动。同时，患者和家庭需要了解病情，积极配合治疗，并适时参与支持团体或咨询。

（3）经济援助：脊柱侧弯的治疗费用较高，手术费用可达十多万元。因此，建立脊柱侧弯医治公益基金，用于患儿的矫形手术或治疗，是减轻患者经济负担的重要途径。多个基金会和资源为需要特殊医疗护理的家庭提供经济支持，帮助他们应对旅行、医疗设备和家庭开支等挑战。

AIS医治公益基金的运作模式和资金来源是什么？

AIS医治公益基金的运作模式和资金来源可以从多个公益基金会的实例中得到理解。例如，北京海鹰脊柱健康公益基金会是我国首家专项资助脊柱相关疾病的公益性基金会，成立于2011年，主要通过患者及家属捐款、社会捐赠等方式筹集资金。该基金会没有专职工作人员，而是由兼职志愿者组成，并且得到了中央财政的支持。智善公益基金会则通过"中国梦·脊梁工程"项目专门救助家庭困难的脊柱侧弯患者和强直性脊柱炎患者，自2013年起向脊柱畸形患者捐赠部分手术费，截至2024年已捐赠手术费1.53亿元。

这些基金会通常通过以下几种方式筹集资金：①捐赠：来自个人、企业或社会团体的捐款。②社会合作：与医院、研究机构等合作，共同发起项目并获得资助。③政府支持：部分基金会可能获得政府的财政支持或项目资助。

（4）政策支持：政府出台了一系列政策来支持脊柱侧弯的早期筛查、治疗和康复工作，如《"健康中国2030"规划纲要》等，并投入大量资金和资源支持相关研究和发展。

（5）社会支持：社会支持在缓解功能残疾带来的焦虑和抑郁方面起到了缓冲作用。研究表明，感知到社会支持水平的增加可以减轻功能残疾对患者心理健康的影响。社会工作者和临床管理人员在康复环境中关注患者及其家庭的心理社会问题，并与心理学家合作提供心理支持。此外，社区服务和内部医院服务为患者提供了重要机会，包括经济资源、情感支持和物理援助。家庭的支持在患者的康复过程中起着至关重要的作用。家长在AIS矫形康复过程中扮演着重要角色。他们可以通过提供情感支持、协助日常护理以及参与治疗计划来帮助患者，他们应鼓励患儿按照既定方案进行锻炼，并与治疗师紧密配合，以促进体态及运动功能的改善。例如，新加坡脊柱侧弯支持小组的成员通过分享个人经历和互相开导，帮助患者减轻对手术和康复过程的担忧（见图7-2）。此外，家庭还可以通过远程监督项目，如使用Skype等技术手段，为患者提供持续的物理治疗。社会层面的支持也非常关键。社区可以通过建立支持小组和提供教育活动来增强患者的社会适应性。例如，Curvy Girls Scoliosis

Support Group为女孩们提供面对面的支持,而Facebook上的父母交流群则为家长提供了一个分享经验和技巧的平台。此外,社区还可以通过组织专题活动和提供结对帮扶服务来帮助患者获得更多的社会支持。

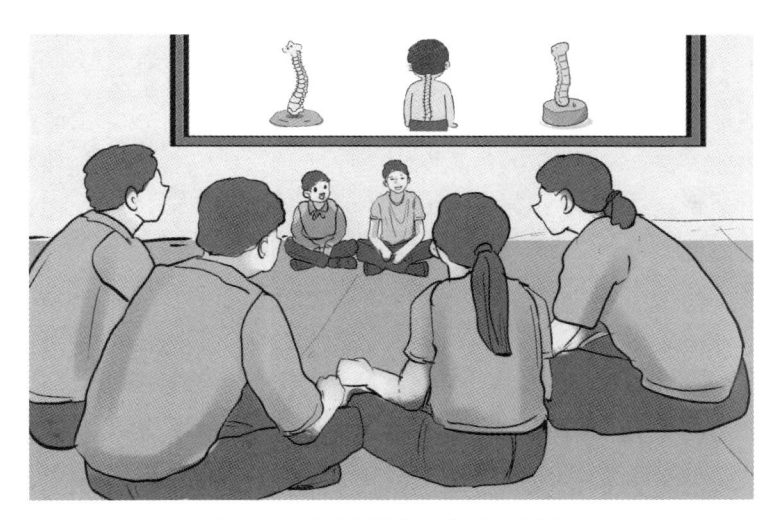

图 7-2　脊柱侧弯支持小组活动

7.3.5　在线信息和支持资源

开发在线信息和支持资源对于帮助考虑手术的ASI患者及其家庭具有重要意义。这些资源可以作为当前临床护理的有益补充,提供专业管理的互动组件,并确保信息和支持的可访问性。

AIS患者该如何获取在线信息和社会支持资源?

AIS患者可以通过多种在线资源获取信息和社会支持。首先,医疗保健提供者建议患者使用高质量的网络信息,并与医生共同参与决策过程，以避免误导性信息。然而，需要注意的是，互联网上的脊柱侧弯相关信息质量参差不齐，许多网站提供的信息可能缺乏准确性和完整性。

为了更好地满足患者的需求，一些研究建议开发专门的在线信息和支持资源。例如，有研究指出，为考虑手术的青少年脊柱侧弯患者及其家庭开发一个以目标受众为中心的网站是必要的。该网站应提供全面准确的信息，并包含由医疗专业人员管理的互动支持组件。此外，这些网站还应确保信息的可访问性，考虑潜在用户的年龄、性别、阅读水平和地理位置。

除了专业网站外，患者还可以通过参与在线支持小组来获取信息和支持。然而，研究表明，这些小组中关于AIS患者的信息质量通常较差，可能会误导患者。因此，患者在使用这些平台时需要谨慎，并尽可能寻求医生的指导。另外，一些组织，如Scolios-US，提供了丰富的支具支持技巧和相关书籍，帮助患者更好地理解和应对脊柱侧弯问题。这些资源可以作为患者获取信息和支持的重要补充。

总之，AIS患者可以通过以下途径获取在线信息和社会支持：①使用医生推荐的高质量网络信息；②参与由专业医疗人员管理的在线支持小组和互动平台；③利用专门开发的、针对特发性脊柱侧弯患者的在线信息和支持资源；④阅读由专业机构提供的相关书籍和指南。

通过以上途径，患者可以获得更全面、准确的信息，并获得适当的社会支持，从而更好地管理自己的健康。

7.3.6 传统医学与综合治疗

AIS的康复方法和培训资源主要包括以下几个方面：

7.3.6.1 康复训练方法

AIS的康复训练通常包括呼吸训练、核心肌群训练、体操训练以及有氧运动等。这些训练旨在增强肌肉力量和耐力，改善姿势控制，并通过自我矫正技术来稳定脊柱畸形。

具体的运动疗法，如Schroth方法、SEAS疗法等，已被证明对轻度至中度脊柱侧弯患者有效。这些方法强调三维自我矫正练习和日常生活活动训练。

7.3.6.2 康复培训班

多个培训班提供专业的康复治疗培训。例如，中山大学附属第一医院举办的AIS综合康复诊疗技术培训班，采用"集中理论学习+观摩实操"的模式，吸引了众多学员前来学习。意大利科学脊柱学院也提供线上课程，讲授脊柱侧弯保守治疗原则和实践，吸引了全球的专业人员参加。施罗斯脊柱侧弯矫形体系的全球最佳治疗方案也提供了关于脊柱侧弯识别、评估、练习原理等内容的培训。

7.3.6.3 康复治疗指南

国际脊柱侧弯矫形和康复治疗协会（SOSORT）发布的指南推荐使用特定运动疗法作为轻度脊柱侧弯的首选治疗方法，并指出其在改善患者生活质量方面的有效性。

7.3.6.4 其他康复手段

中西医结合的康复治疗也在不断发展，包括针灸、正骨推拿、磁力控制生长棒技术、普拉提等。这些方法在临床观察中显示出一定的疗效。中医正骨推拿疗法被用于治疗青少年特发性脊柱侧弯，并显示出一定的疗效。例如，一项研究将80例符合特发性脊柱侧弯临床诊断标准的患者随机分为观察组和对照组。观察组采用筋推拿联合中医正骨手法进行治疗。结果显示，该方法能有效改善顶椎椎体旋转度和Cobb角。另一项研究讨论了中医针灸配合正骨推拿治疗青少年特发性脊柱侧弯的效果，发现这种方法能显著改善患者的疼痛程度和临床疗效。"三步七法"推拿是一种特定的中医推拿手法，用于治疗特发性脊柱侧弯患者。研究表明，这种推拿手法可以松解及组合两侧粘连的肌肉组织，缓解压迫神经根导致的疼痛，并使脊柱恢复静态及动态的力学平衡。

《青少年特发性脊柱侧凸治未病干预指南》以青少年特发性脊柱侧凸患者及高危人群为目标对象，结合中医"治未病"理论中的"未病先防、既病防变、瘥后复发"3个内涵，充分发挥中医药理论及中医传统疗法的优势，制订出科学规范化的医学实践方案，以引导广大从事青少年脊柱健康的管理人员重视该病的早期预防，正确合理应用中医药方法治疗。

在未病先防阶段，指南提出，青少年体态管理中未病先防需要适当扩大年龄范围，从学龄儿童开始。对于Cobb角<10°且尚未到达脊柱侧凸诊断标准，可以通过学校、家庭、医院"三位一体"健康教育模式以及加强体育锻炼、合理营养、合理调控体重、心理调摄等方式进行干预。同时，推荐使用引导术、八段锦、太极拳等传统功法进行干预（见图7-3）。脊柱侧凸的Cobb角在10°~45°，属于疾病演变阶段，指南提出，该阶段可使用中医正骨手法、功能锻炼，配合支具佩戴、中医针灸等治疗。

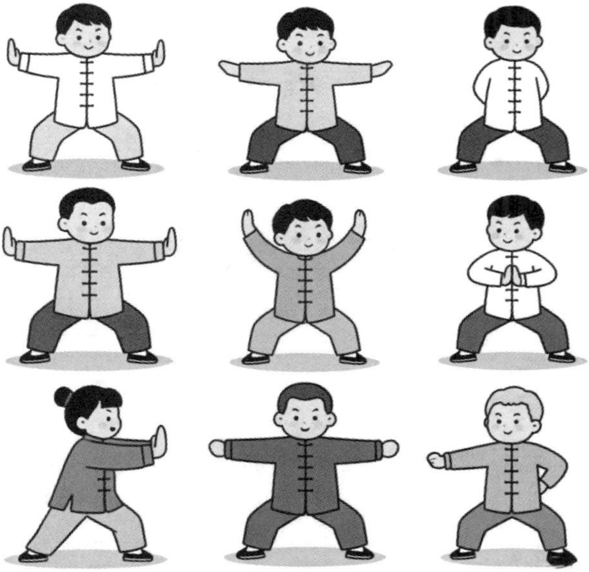

7 家庭支持和患者自我管理在康复中的作用

图 7-3 传统功法

特定的悬吊训练技术也被用于增强核心肌群稳定性、本体感觉训练以及改善关节骨活动度。

特发性脊柱侧弯的康复治疗涉及多种运动疗法和专业培训课程，同时结合中医和其他物理治疗手段，为患者提供全面的康复支持。

第七章视频链接

8 结语与展望

8.1 青少年特发性脊柱侧弯康复治疗的意义

8.1.1 研究背景

青少年特发性脊柱侧弯（AIS）发病率高，近年来，脊柱侧弯已经成为青少年异常体态中的突出现象，是继肥胖、近视之后，危害中小学生的第三大疾病，康复治疗日益受到关注。

脊柱侧弯是指脊柱在矢状面上发生的非生理性弯曲，其中青少年特发性脊柱侧弯为最常见类型，占据脊柱侧弯总病例的80%左右。发病年龄段通常在10~15岁。

青少年特发性脊柱侧弯早期症状不明显，但若不及时治疗，可发展加重引起严重的畸形，影响患者的身心健康。可能会出现肺功能障碍，多数有限制性通气障碍，随着侧弯加重还可能出现心脏功能障碍。有些侧弯患者有明显的躯干偏移和双肩不等高，严重影响美观。此外，除了生理上的影响，脊柱侧弯对青少年心理上的影响也很大，容易让患者产生自卑感。

儿童和青少年的脊柱侧弯问题在国际上已有近60年的筛

查历史。尽管这一做法在全球范围内并未广泛普及,但包括美国矫形外科学会、美国脊柱侧弯研究协会、北美儿科骨科学会、美国儿科学会以及国际脊柱侧弯矫形与保守治疗协会在内的多个权威机构均认为,早期筛查是实现脊柱弯曲异常早发现、早治疗的关键手段。医疗界和众多国家已经开始重视青少年脊柱侧弯的早期筛查、预防和治疗工作。自1995年起,中国香港地区已将脊柱侧弯的筛查纳入学生健康服务项目之中。过去,我国内地主要开展了一些规模较小、时间较短的筛查活动,2019年,国家卫生健康委员会将脊柱弯曲异常的筛查纳入了全国学生常见病及健康影响因素的监测和干预工作范畴。我国脊柱侧弯的发生率为1.5%~3.0%,且女性患病率高于男性。目前患病人数已超过500万,并以每年30万的速度递增,成为突出的健康问题,并且青少年特发性脊柱侧弯发病率占整个脊柱侧弯的80%,近几年我国各地区报告检出率为1.56%~5.6%。

特发性脊柱侧弯具有发病率高、起病隐匿等特点。如果不及时治疗,不但影响体形,后期可能有呼吸系统损害等临床症状出现,并伴有社会和心理影响。现代医学关于AIS的发病机制尚不明确,认为该病可能是多种因素共同作用的结果。相关研究表明,AIS发病与遗传因素、日常生活习惯、环境因素、脊柱生物力学改变等因素相关。因此,对于AIS的防治,不仅需要早发现、早诊断、早治疗,也需要在日常生活中改善一些不良的习惯和嗜好,减少发病危险因素,降低AIS发病率。

8.1.2 青少年特发性脊柱侧弯的危害

8.1.2.1 身体形态方面

（1）影响外观。脊柱侧弯会导致双肩不等高，出现明显的高低肩。从外观上看，一侧肩膀高于另一侧，破坏了身体的对称性，影响整体形象。同时，还可能引起骨盆倾斜，导致身体重心偏移，走路姿势异常，影响美观和气质。

（2）身体畸形。严重的脊柱侧弯会使脊柱呈现明显的弯曲形状，如同被扭曲的树干。这种畸形不仅影响身体的外观，还会给青少年带来心理上的压力和困扰。例如，侧弯的脊柱可能压迫胸部，使胸廓变形，影响呼吸功能；还可能影响腹部脏器的正常位置，导致消化系统等出现问题。

8.1.2.2 身体健康方面

（1）影响生长发育。青少年正处于生长发育的关键时期，脊柱侧弯会干扰身体的正常生长模式。脊柱的不正常弯曲可能会影响骨骼的生长速度和方向，导致身体发育不均衡。例如，侧弯的一侧可能生长缓慢，而另一侧则相对正常，从而使身体出现不对称的情况。这不仅会影响身高的增长，还可能导致身体其他部位的发育异常。

（2）影响心肺功能。严重的脊柱侧弯会对心肺造成压迫。弯曲的脊柱可能使胸腔空间变小，限制肺部的扩张，从而影响呼吸功能。患者可能会出现呼吸困难、气短、胸闷等症状。同时，心脏也可能受到挤压，影响心脏的正常功能。这可能导致心脏泵血功能下降，血液循环不畅，进而影响身体各个器官的正常供血和供氧。

（3）引发疼痛。脊柱侧弯会导致脊柱两侧的肌肉受力不均衡，长期处于紧张状态的肌肉容易疲劳和劳损，从而引发疼痛。疼痛可能出现在背部、腰部、颈部等部位，影响青少年的日常生活和学习。随着病情的发展，疼痛可能会逐渐加重，甚至影响睡眠质量。

（4）对其他脏器的潜在危害。严重的脊柱侧弯除了对心肺功能造成影响外，对其他内脏器官发育也造成潜在危害。脊柱侧弯大部分会出现在胸后部位置，导致胸部骨头出现严重畸形，从而引起肺脏的压迫，还会对肺部正常的发育产生一定的影响。同时，严重的脊柱侧弯会对腹腔脏器挤压，引起内脏功能紊乱。比如，重度脊柱侧弯会对腹腔脏器造成挤压，引起内脏功能紊乱，心和肺发育不良，当肺活量低时，会表现出气促、胸闷以及心慌等症状。重度脊柱侧弯还可能导致神经损伤，从而出现相应神经肌肉功能障碍，严重的甚至出现瘫痪。

8.1.2.3 心理健康方面

（1）自卑心理。由于脊柱侧弯带来的身体外观改变，青少年可能会感到自卑和不安。他们可能会害怕被别人嘲笑、歧视，从而产生自我封闭的心理。这种自卑心理会影响他们的社交活动和人际关系，使他们变得孤僻、内向，甚至可能引发抑郁等心理问题。

（2）心理压力。青少年正处于身心发展的敏感时期，对自己的身体形象和健康状况非常关注。脊柱侧弯的诊断和治疗过程可能会给他们带来巨大的心理压力。他们可能会担心病情的发展、治疗的效果以及对未来的影响，这些担忧会加重他们的心理负担，影响心理健康。

总之，青少年脊柱侧弯的危害不容小觑，它不仅会影响身体的外观和健康，还会对心理健康造成严重的影响。因此，家长和社会应高度重视青少年脊柱侧弯问题，及时发现、早期诊断和积极治疗，以减少其对青少年的危害。

8.1.3 康复治疗对青少年特发性脊柱侧弯的治疗效果

8.1.3.1 改善身体外观

（1）调整体态。通过综合运用脊柱侧弯特定运动疗法（PSSE），包括Lyon疗法、Schroth疗法、SEAS疗法、BSPTS疗法、Dobomed疗法、Side-shift疗法、FITS疗法以及普拉提等运动疗法，我们能够显著提升治疗效果，包括减小侧弯角度、显著改善胸廓畸形和躯干弯曲程度。

在康复训练中，应注重姿势矫正练习，这能有效帮助青少年纠正不良体态，如弯腰驼背、高低肩等问题。

举例来说，在康复师的精心指导下，进行特定的伸展和强化训练，能够显著增强背部肌肉的力量，进而改善脊柱的支撑力，使身体线条更加流畅、挺拔。

（2）减少畸形程度。针对轻度至中度脊柱侧弯的患者，采取规范的康复治疗措施，能够显著地减轻其脊柱的弯曲程度。通过一系列持续且科学的康复治疗方法，如牵引疗法、体位感知训练、姿势矫正练习、旋转成角呼吸技巧以及脊柱稳定性运动等，可以逐步调整脊柱的位置，使其逐渐恢复至更接近正常的生理曲线状态。

具体来说，利用先进的脊柱牵引设备，可以对脊柱进行有效的拉伸，从而减轻侧弯对脊柱造成的压力，为脊柱的自我修复过程创造更为有利的条件。与此同时，结合PSSE训练、普拉提等针对性的运动锻炼，能够显著增强脊柱周围肌肉的力量与稳定性，进一步巩固康复效果，有效防止脊柱侧弯的进一步恶化。

8.1.3.2 增强身体功能

（1）提升核心肌群力量。在康复治疗过程中，核心力量训练扮演着重要的角色。它专注于锻炼脊柱周边肌肉群，特别是背部、腹部及腰部肌肉。这些关键肌肉群的强化，能够更有效地支撑脊柱结构，确保脊柱的稳定性与平衡。

具体而言，通过实施如平板支撑、臀桥、四足支撑（见图8-1）、死虫运动（见图8-2）、抱膝拉伸（见图8-3）、俯卧拉伸矫正训练、侧方弯曲练习等经典训练项目，可以显著提升腰腹部核心肌群肌肉的力量与耐力。另外，引体向上、哑铃划船等训练则能针对性加强背部肌肉，增强其对抗外力及维持姿势的能力。核心力量的全面提升，不仅能够有效缓解脊柱侧弯带来的不适与症状，还能显著提高个体的整体运动表现与耐力水平，为日常生活与体育活动奠定坚实的体能基础。

（2）改善心肺功能。适当的康复运动可以促进血液循环，增强心肺功能。对于脊柱侧弯患者来说，由于脊柱的畸形可能会影响心肺的正常功能，因此通过康复治疗改善心肺功能尤为重要。例如，进行有氧运动如慢跑、游泳等，可以提高心肺的耐力和摄氧量，增强心肺功能。同时，康复师还可以根据患者的具体情况制订个性化的呼吸训练方案，帮助患者改善呼吸功能。

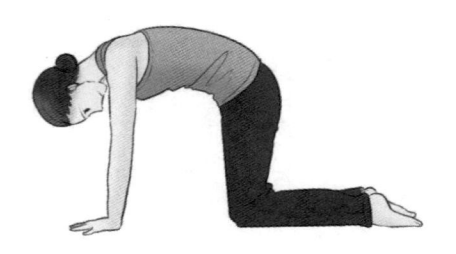

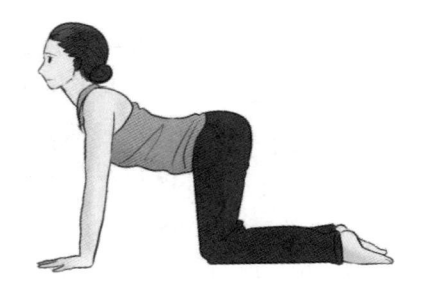

图 8-1　四足支撑

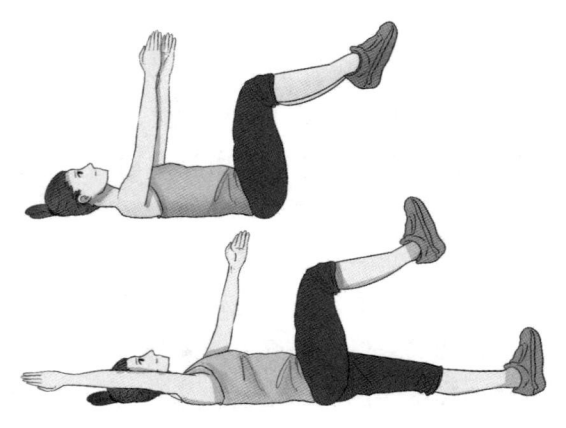

图 8-2　死虫运动

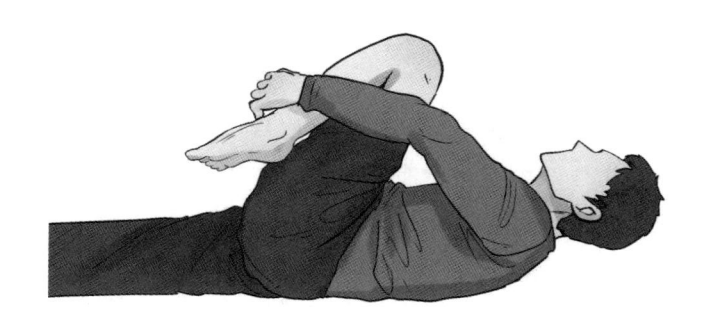

图 8-3　抱膝拉伸

8.1.3.3　缓解疼痛症状

（1）减轻肌肉紧张。脊柱侧弯不仅会导致脊柱结构异常，还常常引发脊柱周围肌肉的紧张和痉挛，进而造成显著的疼痛感。在康复治疗领域，一系列综合性的措施被广泛应用于缓解这些症状。其中，运动疗法与物理治疗扮演着核心角色，而药物治疗则作为辅助手段，三者共同致力于减轻患者的肌肉紧张和疼痛症状。

在运动疗法方面，功能性锻炼和肌肉平衡训练通过精准的动作设计，旨在强化核心肌群，调整肌肉力量分布，从而有效纠正脊柱的偏移，并缓解因肌力失衡导致的肌肉紧张。此外，游泳、瑜伽和普拉提等运动不仅能够增强肌肉力量，还能通过流畅的动作和呼吸调节，促进身心的放松，进一步减轻肌肉的紧张和痉挛。

物理治疗则包括热敷、按摩以及理疗等多种手段。专业的按摩手法能够深入肌肉组织，放松紧张的肌肉纤维，同时促进局部血液循环，加速炎症物质的代谢，从而显著缓解疼痛。热敷则是利用温热的效应，使肌肉纤维放松，减轻肌肉的酸痛感，为患者带来舒适的体验。理疗，如电疗、超声波等，通过物理效应作用于肌肉组织，促进炎症消退，加速组织修复，进一步缓解肌肉紧张和疼痛。

在药物治疗方面，非甾体抗炎药（如布洛芬）和肌肉松弛剂（如盐酸乙哌立松）等药物被广泛应用于缓解肌肉紧张和疼痛症状。这些药物通过抑制炎症介质的释放和肌肉收缩，减轻疼痛，促进肌肉放松，为患者提供短期的缓解。

除了上述治疗手段外，瑜伽、冥想等放松训练也是不可或缺的一部分。这些训练能够帮助患者学会如何自我调节情绪，减轻身心压力，从而间接缓解因紧张情绪导致的肌肉紧张和疼痛。

综上所述，通过综合运用运动疗法、物理治疗和药物治疗等多种手段，我们可以有效地缓解脊柱侧弯患者的肌肉紧张，减轻疼痛症状，提高患者的生活质量。同时，我们也应鼓励患者积极参与康复，学会自我调节和放松，从而更好地应对疾病带来的挑战。

（2）提高疼痛阈值。提升脊柱侧弯患儿的疼痛阈值，是一个涉及心理调适、物理治疗、药物治疗及日常生活方式调整等多维度的综合过程，旨在增强患者对疼痛的耐受能力，从而减少疼痛对日常活动的干扰。通常通过科学合理地逐步增加运动强度和难度，患者的身体能够逐渐适应并耐受一定程度的疼痛，进而提高生活质量。

具体而言，在康复师的精心指导下，实施渐进式的力量训练是一种行之有效的策略。这种训练方式不仅有助于强化患者的肌肉力量，还能让他们的身体逐步适应肌肉在锻炼过程中产生的疲劳和酸痛感，从而在不知不觉中提升疼痛阈值。此外，康复师还会传授一系列自我放松和疼痛管理的技巧，如深呼吸、冥想、肌肉松弛练习等，这些技巧能够帮助患者在面对疼痛时保持冷静，有效缓解紧张情绪，进一步提升他们对疼痛的耐受性。

综上所述，通过综合运用心理调适、物理治疗、药物治疗及日常生活方式的调整，并在康复师的指导下进行渐进式的力量训练和学习自我放松技巧，脊柱侧弯患儿能够显著提升疼痛阈值，更好地应对疼痛挑战，享受更加自由、舒适的生活。

8.1.3.4 心理层面的积极影响

（1）增强自信心。随着身体外观的改善和身体功能的增强，青少年患者的自信心也会逐渐提升。他们会更加积极地面对生活和学习，不再因为脊柱侧弯而感到自卑和不安。例如，在康复治疗的过程中，患者可以看到自己的进步和变化，这会给他们带来很大的鼓舞和动力。同时，康复师和家人的鼓励和支持也可以帮助患者建立自信，积极面对疾病。

（2）减轻心理压力。脊柱侧弯给青少年带来的心理压力是不可忽视的。康复治疗不仅可以改善身体状况，还可以通过心理疏导和支持来减轻患者的心理压力。例如，康复师可以与患者进行沟通和交流，了解他们的心理状态，给予他们积极的心理暗示和鼓励。同时，患者还可以参加一些康复小组活动，与其他患者分享经验和感受，互相支持和鼓励，减轻心理压力。

综上所述，康复治疗对脊柱侧弯具有多方面的治疗效果，可以改善身体外观、增强身体功能、缓解疼痛症状，并对患者的心理状态产生积极的影响。因此，对于脊柱侧弯患者来说，康复治疗是一种非常重要的治疗手段。

8.1.4 对青少年特发性脊柱侧弯进行康复治疗的优势

青少年特发性脊柱侧弯的治疗方法主要有康复治疗、手术治疗和药物治疗等，而康复治疗相对普通手术治疗和药物治疗具有以下显著优势：

8.1.4.1 与手术治疗相比的优势

（1）风险更低。手术治疗通常具有一定的风险，包括麻醉风险、感染风险、出血风险等。而康复治疗一般不涉及手术创伤，风险相对较低。对于青少年来说，身体还在发育阶段，手术可能会对身体造成较大的创伤，影响生长发育。例如，脊柱侧弯手术需要在脊柱上进行操作，可能会损伤神经、血管等重要组织，导致严重的并发症。而康复治疗主要通过运动训练、物理疗法等手段进行，对身体的损伤较小。

（2）成本更低。手术治疗的费用通常较高，包括手术费、住院费、康复费等。而康复治疗的费用相对较低，对于一些家庭经济条件有限的患者来说，康复治疗是一种更为可行的选择。例如，脊柱侧弯手术可能需要数万元甚至更高的费用，而康复治疗的费用通常在几千元到几万元，具体费用取决于治疗的时间和方法。

（3）身体功能恢复得更好。手术治疗虽然可以矫正脊柱侧弯，但术后患者可能需要较长时间的康复期，且身体功能的恢复可能不如康复治疗。康复治疗注重整体身体功能的恢复，通过运动训练、物理疗法等手段，可以提高患者的肌肉力量、柔韧性、平衡能力等，使患者更好地适应日常生活和学习。例如，手术后患者可能会出现肌肉萎缩、关节僵硬等问题，需要进行长期的康复训练才能恢复。而康复治疗可以在治疗过程中同时进行身体功能的训练，促进患者的康复。

（4）心理影响更小。手术治疗可能会给青少年患者带来较大的心理压力，如对手术的恐惧、对身体创伤的担忧等。而康复治疗相对温和，患者更容易接受，对心理的影响较小。例如，一些青少年患者可能会因为手术而产生焦虑、抑郁等心理问题，影响康复进程。而康复治疗可以在轻松的环境中进行，患者的心理负担较小，有利于康复。

8.1.4.2　与药物治疗相比的优势

（1）针对性更强。药物治疗通常只能缓解脊柱侧弯引起的疼痛等症状，而不能直接矫正脊柱侧弯。康复治疗则可以针对脊柱侧弯的具体情况，制订个性化的治疗方案，通过运动训练、物理疗法等手段，直接作用于脊柱和周围的肌肉、骨骼，达到矫正脊柱侧弯的目的。

（2）无副作用。药物治疗可能会带来一些副作用，如胃肠道不适、头晕、嗜睡等。而康复治疗一般没有副作用，对青少年的身体发育不会产生不良影响。例如，一些止痛药物可能会对青少年的胃肠道造成刺激，影响食欲和消化功

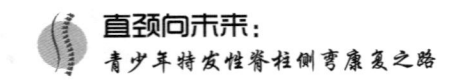

能。而康复治疗主要通过物理治疗和运动疗法进行，不会对身体产生副作用。

（3）长期效果更好。药物治疗通常只能在短期内缓解症状，而不能从根本上解决脊柱侧弯问题。康复治疗则可以通过长期的坚持，逐渐改善脊柱侧弯的症状，达到长期稳定的效果。在AIS保守治疗中，运动疗法除了能减小患者Cobb角外，还具有提高患者身体运动功能等方面的优势。

综上所述，康复治疗对青少年脊柱侧弯具有风险低、成本低、身体功能恢复好、心理影响小、针对性强、无副作用、长期效果好等优势，是一种值得推广的治疗方法。

8.2 对患者的建议与呼吁

8.2.1 对患者的建议

8.2.1.1 积极面对，及时就医

一旦发现自己有脊柱侧弯的迹象，如双肩不等高、背部不对称等，不要惊慌或逃避，要勇敢地面对问题，尽快前往正规医院的骨科或康复科就诊。早期诊断和治疗对于脊柱侧弯的康复至关重要。

8.2.1.2 遵循医嘱，坚持治疗

在医生的指导下，选择适合自己病情的治疗方法，无论是康复治疗、支具治疗还是手术治疗，都要严格遵循医嘱，按时进行治疗和复查。

8.2.1.3 保持良好的生活习惯

在日常生活中，要注意保持正确的姿势，避免长时间弯

腰、驼背、跷二郎腿等不良姿势。坐立时要保持脊柱挺直，眼睛平视前方，肩部放松；站立时要挺胸收腹，双脚与肩同宽；睡觉时要选择合适的床垫和枕头，保持脊柱的自然曲度。同时，要加强体育锻炼，选择适合自己的运动方式，如游泳、瑜伽、普拉提等，增强脊柱周围肌肉的力量，提高脊柱的稳定性。但要注意避免剧烈运动和过度劳累，以免加重脊柱侧弯的症状。

8.2.1.4 注重心理调节

脊柱侧弯可能会给患者带来心理压力和困扰，如自卑、焦虑、抑郁等。患者要学会调整自己的心态，积极乐观地面对疾病。可以通过与家人、朋友交流，参加社交活动，阅读励志书籍等方式，缓解心理压力，增强自信心。也可以寻求专业心理咨询师的帮助，学习应对压力和情绪管理的方法，提高心理韧性。

8.2.2 对社会的呼吁

8.2.2.1 加强科普宣传

政府、医疗机构、学校等应加强对脊柱侧弯的科普宣传，提高公众对脊柱侧弯的认识和重视程度。通过举办健康讲座、发放宣传资料、利用媒体平台等方式，向公众普及脊柱侧弯的病因、症状、危害以及预防和治疗方法。特别是要加强对青少年及其家长的宣传教育，让他们了解脊柱侧弯的早期症状，学会自我筛查的方法，增强早期发现和早期治疗的意识。

8.2.2.2 改善学习和生活环境

学校和家庭要为青少年提供良好的学习和生活环境，关注青少年的脊柱健康。学校要配备符合人体工程学的课桌椅，定期调整课桌椅的高度，保证学生的坐姿正确。同时，要合理安排学生的学习时间和体育活动时间，避免学生长时间久坐不动。家庭要为孩子提供舒适的睡眠环境，选择合适的床垫和枕头，保证孩子的睡眠质量。还要鼓励孩子多参加户外活动，增强体质。

8.2.2.3 提供支持和关爱

社会各界应给予脊柱侧弯患者更多的支持和关爱，帮助他们克服疾病带来的困难。学校可以为脊柱侧弯学生提供特殊的学习支持，如调整座位、减少作业量等；企业可以为脊柱侧弯患者提供就业机会，让他们能够自食其力；社会组织可以开展志愿服务活动，为脊柱侧弯患者提供心理疏导、康复指导等帮助。

让我们共同努力，为脊柱侧弯患者创造一个温暖、包容的社会环境，让他们能够勇敢地面对疾病，积极地进行治疗，早日恢复健康。

8.3 面临的挑战和未来发展方向

8.3.1 面临的挑战

8.3.1.1 早期筛查与诊断困难

（1）症状不明显。在疾病的早期，脊柱侧弯的症状可能不明显，容易被忽视。青少年往往没有明显的疼痛或不适，只是在体检或偶然的情况下被发现。例如，一些轻度的脊柱侧弯可能只有在特定的姿势下才能被观察到，如弯腰时背部不对称。这使早期诊断变得困难，容易错过最佳的治疗时机。

（2）缺乏筛查机制。目前，我国对青少年脊柱侧弯的筛查机制还不够完善。虽然一些地区已经开展脊柱侧弯的筛查工作，但覆盖面有限，很多青少年无法得到及时的检查。此外，筛查的方法和标准也存在差异，缺乏统一的规范，这也影响了早期诊断的准确性。

8.3.1.2 治疗方法有限

（1）保守治疗效果不确定。对于轻度的脊柱侧弯，通常采用保守治疗方法，如支具治疗、物理治疗和康复训练等。然而，这些方法的效果往往不确定，需要长期坚持才能看到效果。例如，现阶段研究中使用的运动治疗方案往往缺少个性化设计。《"健康中国2030"规划纲要》中首次提出"体医融合"概念，并强调建立完善针对不同人群、不同环境、不同身体情况的运动处方库。建立运动处方库能发掘体育的医学价值，在体育和医学共同促进健康的理论指导下，进而形成科学的体医融合方案。但目前AIS运动处方研究仍然较少，且尚未形成相对完整的运动处方库。另外，支具治疗需要患者每天长时间佩戴支具，这对青少年的生活和学习造成了很大的影响。而且，支具治疗的效果也因人而异，部分患者可能无法达到理想的矫正效果。

（2）手术治疗风险高。对于严重的脊柱侧弯，手术治疗是一种有效的方法。然而，手术治疗风险高，费用昂贵，对患者的身体和心理都造成了很大的压力。手术可能会出现并发症，如感染、神经损伤、出血等。这些并发症可能会对患者的健康造成严重的影响。此外，手术治疗后的康复也需要较长时间，患者需要承受较大的痛苦。

8.3.1.3 患者依从性差

（1）治疗过程漫长。无论是保守治疗还是手术治疗，青少年脊柱侧弯的治疗过程都非常漫长。保守治疗需要长期坚持，手术治疗后的康复也需要数月甚至数年的时间。这对青少年来说是一个很大的挑战，他们往往缺乏耐心和毅力，难以坚持治疗。

（2）心理压力大。脊柱侧弯会对青少年的身体形象和心理健康造成很大的影响。患者可能会感到自卑、焦虑、抑郁等，这些心理问题会影响他们的治疗依从性。例如，一些患者可能会因为担心自己的身体形象而不愿意佩戴支具或进行康复训练，这会影响治疗效果。

8.3.1.4 医疗资源不足

（1）专业医生缺乏。青少年脊柱侧弯的治疗需要专业的医生和技术，然而，目前我国从事脊柱侧弯治疗的专业医生还比较缺乏。这使得很多患者无法得到及时的诊断和治疗，影响了治疗效果。

（2）康复设施不完善。脊柱侧弯的康复需要专业的康复设施和设备，然而，目前我国的康复设施还不够完善，无法满足患者的需求。例如，一些地区缺乏专业的康复机构，患者只能在医院进行康复治疗，这给患者的生活和学习带来了很大的不便。

8.3.2 未来发展方向
8.3.2.1 加强早期诊断

（1）建立完善的筛查机制。政府和社会应加大对青少年脊柱侧弯筛查的投入，建立完善的筛查机制，提高筛查的覆盖面和准确性。可以通过学校体检、社区筛查等方式，对青少年进行定期的脊柱侧弯检查，及时发现潜在的风险。

（2）研发早期诊断技术。医学科研机构应加大对青少年脊柱侧弯早期诊断技术的研发力度，开发出更加准确、便捷的诊断方法。例如，引入先进的影像技术、数据分析和人工智能，对青少年的脊柱影像进行分析，以实现更准确、便捷的筛查和诊断。

8.3.2.2 创新治疗方法

（1）探索新的保守治疗方法。医学科研人员应不断探索新的保守治疗方法，提高保守治疗的效果。例如，随着科技的发展，精准医疗和个性化治疗将成为脊柱侧弯治疗的新趋势。可以研发基于AI的脊柱侧弯筛查工具，并探索利用3D打印技术制作更加精准、个体化的矫正支具和手术导板等医疗器械；可以开发新的物理治疗方法，如激光治疗、超声波治疗等，提高治疗的安全性和有效性。

（2）发展微创手术技术。随着医学技术的不断进步，微创手术技术在脊柱侧弯治疗中的应用越来越广泛。未来，应进一步发展微创手术技术，降低手术风险和创伤，提高手术效果。例如，可以利用机器人辅助手术、内窥镜技术等，提高手术的精度和安全性。

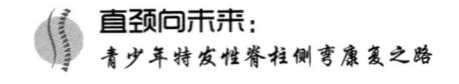

8.3.2.3 提高患者依从性

（1）加强心理干预。社会、学校、家庭及医疗机构应加强对青少年脊柱侧弯患者的心理干预，帮助缓解心理压力，提高治疗依从性。例如，可以通过心理咨询、心理治疗等方式，帮助患者树立正确的疾病观念，增强自信心，积极配合治疗。

（2）优化治疗方案。医生应根据患者的具体情况，制订个性化的治疗方案，优化治疗过程，提高患者的依从性。例如，可以采用分阶段治疗的方法，根据患者的病情和治疗进展，逐步调整治疗方案，让患者看到治疗的效果，增强治疗的信心。

8.3.2.4 加强医疗资源建设

（1）培养专业人才。政府和医学教育机构应加大对脊柱侧弯治疗专业人才的培养力度，提高专业医生和康复治疗师（士）的数量和质量。可以通过设立脊柱侧弯康复治疗等亚专业、开展医学继续教育等方式，培养更多的专业人才。

（2）完善康复设施。政府和社会应加大对康复设施的投入，完善康复设施建设，提高康复服务的质量和水平。可以建立专业的康复机构，配备先进的康复设备和技术，为患者提供全方位的康复服务。未来随着互联网医疗平台的不断完善，患者将能够更便捷地获得专业的医疗咨询和复诊服务，实现远程监控和实时调整治疗方案。

8.3.3 结　语

青少年脊柱侧弯的治疗是一项复杂的系统工程，需要政府、社会、医疗机构和学校、家庭和患者共同努力。虽然目前的治疗面临着早期筛查和早期诊断困难，治疗周期长、依从性差以及缺乏规范技术等问题，但随着医学技术的不断进步和社会的不断发展，未来的治疗前景是广阔的。我们相信，通过加强早期诊断、创新治疗方法、提高患者依从性和加强医疗资源建设等措施，一定能够为青少年特发性脊柱侧弯患者提供更好的治疗服务，帮助他们早日恢复健康。

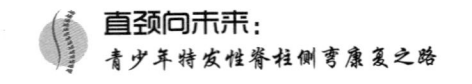

参考文献

[1] 中华医学会物理医学与康复学分会. 青少年特发性脊柱侧凸康复诊疗指南(2024版)[J]. 中华医学杂志, 2024, 104(39): 3647-3660.

[2] J-K An, Berman D, Schulz J. Back pain in adolescent idiopathic scoliosis: A comprehensive review[J]. J Child Orthop, 2023, 17(2): 126-140.

[3] Ghafar-MA Abdel, Abdelraouf O-R, Abdel-Aziem A-A, et al. Pulmonary function and aerobic capacity responses to equine assisted therapy in adolescents with idiopathic scoliosis: A randomized controlled trial[J]. J Rehabil Med, 2022, 54: jm296.

[4] Sidsel Fruergaard, B Dahl. Evaluation of a new sagittal classification system in adolescent idiopathic scoliosis[J]. European Spine Journal, 2019.

[5] Kim K, Ahn S, Jeon K. Asymmetry improvement on core training for adolescent idiopathic scoliosis[J]. Iranian Journal of Public Health, 2020.

[6] Park JH, Jeon HS, Park HW. Effects of the Schroth exercise on idiopathic scoliosis: a meta- analysis[J]. Eur J Phys Rehabil Med, 2018, 54(3): 440-449.

[7] Negrini S, Donzelli S, Aulisa AG, et al. 2016 SOSORT guidelines: orthopaedic and rehabilitation treatment of idiopathic scoliosis during growth[J]. Scoliosis Spinal Disord, 2018, 13: 3.

[8] Xu L, Yang X, Wang Y,et al. Brace treatment in Adolescent Idiopathic Scoliosis patients with curve between 40° and 45°: Effectiveness and related factors[J]. World Neurosurg, 2019, 126: e901-e906.

[9] Angelo GA, Guzzanti V, Falciglia F, et al.Brace treatment of idiopathic scoliosis is effective for a curve over 40 degrees, but is the evaluation of Cobb angle the only parameter for the indication of treatment?[J]. Eur J Phys Rehabil Med, 2019, 55(2): 231-240.

[10] Cheung JPY, Cheung PWH, Yeng WC, et al. Does curve regression occur during underarm bracing in patients with adolescent idiopathic scoliosis?[J]. Clin Orthop Relat Res, 2020, 478(2): 334-345.

[11] Cheung JPY, Chong CHW, Cheung PWH. Underarm bracing for adolescent idiopathic scoliosis leads to flatback deformity: The role of sagittal spinopelvic parameters[J]. Bone Joint J, 2019, 101B(11): 1370-1378.

[12] Zimon M, Matusik E, Kapustka B, et al. Conservative management strategies and stress level in children and adolescents with idiopathic scoliosis[J]. Psychiatr Pol, 2018, 52(2): 355-369.

[13] Weniger CD, Fujak A, Hofner B, et al. Long-term results of conservative therapy of adolescent idiopathic scoliosis using the cheneau brace[J]. Klin Padiatr, 2019, 231(5): 248-254.

[14] Simony A, Beuschau I, Quisth L, et al. Providence nighttime bracing is effective in treatment for adolescent idiopathic scoliosis even in curves larger than 35°[J]. Eur Spine J, 2019, 28(9): 2020-2024.

[15] Ohrt-Nissen S, Lastikka M, Andersen TB, et al. Conservative treatment of main thoracic adolescent idiopathic scoliosis: Full-time or nighttime bracing?[J]. J Orthop Surg (Hong Kong), 2019, 27(2): 2309499019860017.

[16] Karavidas N. Bracing in the treatment of adolescent idiopathic scoliosis: Evidence to date[J]. Adolesc Health Med Ther, 2019, 10: 153-172.

[17] 张玉芳, 关天民, 郭侨阁, 等. 基于3D打印技术的个性化脊柱侧弯矫形支具数字化设计[J]. 中国组织工程研究, 2019, 23(36): 5824-5829.

[18] Van den Bogaart M, van Royen BJ, Haanstra TM, et al. Predictive factors for brace treatment outcome in adolescent idiopathic scoliosis: A best-evidence synthesis[J]. Eur Spine J, 2019, 28(3): 511-525.

[19] Hawary RE, Zaaroor-Regev D, Floman Y, et al. Brece treatment in adolescent idiopathic scoliosis: Risk factors

for failure-a literature review[J]. Spine J, 2019, 19(12): 1917-1925.

[20] Minkara A, Bainton N, Tanaka M, et al. High risk of mismatch between Sanders and Risser staging in adolescent idiopathic scoliosis: Are we guiding treatment using the wrong classification?[J]. J Pediatr Orthop, 2020, 40(2): 60-64.

[21] Karol LA, Wingfield JJ, Virostek D, et al. The influence of body habitus on documented brace wear and progression in adolescents with idiopathic scoliosis[J]. J Pediatr Orthop, 2020, 40(3): e171-e175.

[22] Zhuang Q, Ye B, Hui S, et al. Long noncoding RNA lncAIS downregulation in mesenchymal stem cells is implicated in the pathogenesis of adolescent idiopathic scoliosis[J]. Cell Death Differ, 2019, 26(9): 1700-1715.

[23] Beauséjour M, Vaillancourt F, Akoume MY, et al. Patient outcomes in idiopathic scoliosis are associated with biological endophenotypes: 2020 SOSORT award winner[J]. Eur Spine J, 2020.

[24] Burger M, Coetzee W, du Plessis LZ, et al. The effectiveness of Schroth exercises in adolescents with idiopathic scoliosis: A systematic review and meta-analysis[J]. S Afr J Physiother, 2019, 75(1): 904.

[25] 黄凤美. 青少年脊柱侧弯患者心理护理策略[J]. 名医, 2019(03): 168.

[26] J Gallant, CD Morgan, JB Stoklosa, et al. Psychosocial difficulties in adolescent idiopathic scoliosis: Body image, eating behaviors, and mood disorders[J]. World Neurosurg, 2018, 116: 421-432.

[27] H Wang, T Li, W Yuan, et al. Mental health of patients with adolescent idiopathic scoliosis and their parents in China: A cross-sectional survey[J]. BMC Psychiatry, 2019, 19: 1-8.

[28] Dufvenberg M, Adeyemi F, Rajendran I, et al. Does postural stability differ between adolescents with idiopathic scoliosis and typically developed? A systematic literature review and meta-analysis[J]. Scoliosis Spinal Disord, 2018, 13: 1-18.

[29] Bertuccelli M, Cantele F, Masiero S. Body image and body schema in adolescents with idiopathic scoliosis: A scoping review[J]. Adolesc Res Rev, 2022, 1: 1-19.

[30] Piantoni L, Tello CA, Remondino RG, et al. Quality of life and patient satisfaction in bracing treatment of adolescent idiopathic scoliosis[J]. Scoliosis Spinal Disord, 2018, 13: 1-12.

[31] Helenius L, Diarbakerli E, Grauers A, et al. Back pain and quality of life after surgical treatment for adolescent idiopathic scoliosis at 5-year follow-up: Comparison with healthy controls and patients with untreated idiopathic scoliosis[J]. Journal of Bone and Joint Surgery - American,

2019, 101: 1460-1466.

[32] Essex R, Bruce G, Dibley M, et al. A systematic scoping review and textual narrative synthesis of long-term health-related quality of life outcomes for adolescent idiopathic scoliosis[J]. Int J Orthop Trauma Nurs, 2021, 40: 100844.

[33] Motyer GS, Kiely PJ, Fitzgerald A. Adolescents' experiences of idiopathic scoliosis in the presurgical period: A qualitative study[J]. J Pediatr Psychol, 2022, 47: 225-235.

[34] 陈小燕, 陈燕娜, 谢碧燕, 等. 青少年特发性脊柱侧弯病人自我管理行为现状及影响因素分析[J]. 全科护理, 2024, 22(16): 3158-3161.

[35] 刘佳, 李志强, 李道通, 等. 基于肌筋膜链理论运用平脊疗法治疗青少年特发性脊柱侧弯临床研究[J]. 陕西中医, 2020, 41(1): 111-114.

[36] 殷莉, 阿比旦·阿不力孜. 罗森塔尔效应护理在脊柱侧弯手术患者中的应用价值[J]. 医学临床研究, 2018, 35(1): 202-204.

[37] World Health Organization. Adolescent health. https://www.who.int/healthtopics/adolescent-health#tab=tab_1. Accessed 03 August 2022, 17.

[38] Xiang M, Liu Y, Yamamoto S, et al. Association of changes in lifestyle behaviors before and during the COVID-19 pandemic with mental health: A longitudinal study in children and adolescents[J]. Int J Behav Nutr Phys Act,

2022, 19.

[39] Li C, Zhao Y, Yu Z, et al. Sagittal imbalance of the spine is associated with poor sitting posture among primary and secondary school students in China: A cross-sectional study[J]. BMC Musculoskelet Disord, 2022, 23: 98.

[40] Minghelli B, Oliveira R, Nunes C. Postural habits and weight of backpacks of Portuguese adolescents: Are they associated with scoliosis and low back pain?[J] Work, 2016, 54: 197-208.

[41] Han C, Kim H, Kim S. Effects of adolescents' lifestyle habits and body composition on bone mineral density[J]. Int J Environ Res Public Health, 2021, 18: 6170.

[42] Christofaro D, Tebar WR, Saraiva B, et al. Comparison of bone mineral density according to domains of sedentary behavior in children and adolescents[J]. BMC Pediatr, 2022, 22: 72.

[43] Song XX, Jin LY, Li XF, et al. Effects of low bone mineral status on biomechanical characteristics in idiopathic scoliotic spinal deformity[J]. World Neurosurg, 2018, 110: e321-e329.

[44] Xiong M, Liu X, You L, et al. Relationship between sleep quality and bone mineral density in urban residents. Zhejiang Da Xue Xue Bao Yi Xue Ban, 2020, 49: 431-438.

[45] Yan B, Lu XH, Qiu QH, et al. Association between incorrect posture and adolescent idiopathic scoliosis

among Chinese adolescents: Findings from a large-scale population-based study[J]. Front Pediatr, 2020, 8: 548.

[46] Wang T. A study on the cognition and life style of scoliosis in junior middle school boys[J]. Yangzhou University, 2020. https://doi.org/10.27441/d.cnki.gyzdu.2020.000685.

[47] Chen Z, Chi G, Wang L, et al. The combinations of physical activity, screen time, and sleep, and their associations with selfreported physical fitness in children and adolescents[J]. Int J Environ Res Public Health, 2022, 19.

[48] Negrini S, Donzelli S, Aulisa AG, et al. 2016 SOSORT guidelines: Orthopaedic and rehabilitation treatment of idiopathic scoliosis during growth[J]. Scoliosis Spinal Disord, 2018, 13(1): 3.

[49] Wang H, Meng X, Tetteroo D, et al. Exploration of contributory factors to an unpleasantbracing experience of adolescent idiopathic scoliosis patients a quantitative and qualitative research[J]. Children (Basel), 2022, 9(5): 635.

[50] Cheung MC, Law D, Yip J, et al. Adolescents' experience during brace treatment for scoliosis: A qualitative study[J]. Int J Environ Res Public Health, 2022, 19(17): 10585.

[51] Cheung PWH, Wong CKH, Cheung JPY. An insight into the health-related quality of life of adolescent idiopathic scoliosis patients who are braced, observed, and previously braced[J]. Spine (Phila Pa 1976), 2019, 44(10): e596-e605.

[52] Piantoni L, Tello CA, Remondino RG, et al. Quality of life

and patient satisfaction in bracing treatment of adolescent idiopathic scoliosis[J]. Scoliosis Spinal Disord, 2018, 13(1): 26.

[53] Yan LI, Wong AY, Cheung JP, et al. Psychosocial interventions for teenagers with adolescent idiopathic scoliosis: A systematic literature review[J]. J Pediatr Nurs, 2023, 73: e586-e593.

[54] López-Torres O, Mon-López D, Gomis-Marzá C, et al. Effects of myofascial release or self-myofascial release and control position exercises on lower back pain in idiopathic scoliosis: A systematic review[J]. J Bodyw Mov Ther, 2021, 27: 16-25.

[55] Fan Y, Ren Q, To MKT, Cheung JPY. Effectiveness of scoliosis-specific exercises for alleviating adolescent idiopathic scoliosis: A systematic review[J]. BMC Musculoskelet Disord, 2020, 21(1): 495.

[56] Newman M, Hannink E, Barker KL. Associations between physical activity and adolescent idiopathic scoliosis: A systematic review and meta-analysis[J]. Arch Phys Med Rehabil, 2023, 104(8): 1314-1330.

[57] Xavier VB, Avanzi O, de Carvalho BDMC, et al. Combined aerobic and resistance training improves respiratory and exercise outcomes more than aerobic training in adolescents with idiopathic scoliosis: A randomised trial[J]. J Physiother, 2020, 66(1): 33-38.

[58] Romano M, Minozzi S, Bettany-Saltikov J, et al. Therapeutic exercises for idiopathic scoliosis in adolescents[J]. Cochrane Database Syst Rev, 2024, 2(2): CD007837.

[59] Rrecaj-Malaj S, Beqaj S, Krasniqi V, et al. Outcome of 24 weeks of combined Schroth and Pilates exercises on Cobb angle, angle of trunk rotation, chest expansion, flexibility and quality of life in adolescents with idiopathic scoliosis[J]. Med Sci Monit Basic Res, 2020, 26: e920449.

[60] Yildirim S, Ozyilmaz S, Elmadag NM, et al. Effects of core stabilization exercises on pulmonary function, respiratory muscle strength, peripheral muscle strength, functional capacity, and perceived appearance in children with adolescent idiopathic scoliosis: A randomized controlled trial[J]. Am J Phys Med Rehabil, 2022, 101(8): 719-725.

[61] Normand E, Franco A, Marcil V. Nutrition and physical activity level of adolescents with idiopathic scoliosis: A narrative review[J]. Spine J, 2020, 20(5): 785-799.

[62] Peng C, Li D, Guo T, et al. Efficacy of different exercises on mild to moderate adolescent idiopathic scoliosis: A systematic review and meta-analysis[J]. Am J Phys Med Rehabil, 2024, 103(6): 494-501.

[63] Weaver CM, Gordon CM, Janz KF, et al. The National Osteoporosis Foundation's position statement on peak bone mass development and lifestyle factors: A

systematic review and implementation recommendations[J]. Osteoporos Int, 2016, 27(4): 1281-1386.

[64] Bull FC, Al-Ansari SS, Biddle S, et al. World Health Organization 2020 guidelines on physical activity and sedentary behaviour[J]. Br J Sports Med, 2020, 54(24): 1451-1462.

[65] Weaver CM, Gordon CM, Janz KF, et al. The National Osteoporosis Foundation's position statement on peak bone mass development and lifestyle factors: A systematic review and implementation recommendations[J]. Osteoporos Int, 2016, 27(4): 1281-1386.

[66] Marin-Puyalto J, Mäestu J, Gomez-Cabello A, et al. Vigorous physical activity patterns affect bone growth during early puberty in boys[J]. Osteoporos Int, 2018, 29(12): 2693-2701.

[67] Lazić I, Marković IP, Antunović SS, et al. Influence of physical activity on prevention and occurrence of spinal deformities in children during development[J]. Vojnosanit Pregl, 2021, 78(7): 730-735.

[68] Gomez JA, Hresko MT, Glotzbecker MP. Nonsurgical management of adolescent idiopathic scoliosis[J]. J Am Academy Orthopaedic Surg, 2016, 24(8): 555-564.

[69] Berdishevsky H, Lebel VA, Bettany-Saltikov J, et al. Physiotherapy scoliosis-specific exercises—a comprehensive review of seven major schools[J]. Scoliosis

参考文献

Spinal Disord, 2016, 11: 20.

[70] Kuru T, Yeldan İ, Dereli EE, et al. The efficacy of three-dimensional Schroth exercises in adolescent idiopathic scoliosis: A randomised controlled clinical trial[J]. J Clin Rehabil, 2016, 30(2): 181-190.

[71] Kim G, HwangBo PN. Effects of Schroth and Pilates exercises on the Cobb angle and weight distribution of patients with scoliosis[J]. J Phys Ther Sci, 2016, 28: 1012-1015.

[72] HwangBo PN. Psychological and physical effects of Schroth and Pilates exercise on female high school students with idiopathic scoliosis[J]. J Kor Phys Ther, 2016, 28(6): 364-368.